KB235354

요가와 문화

지은이(원고 게재순)

이거룡_ 인도 델리대학교 철학 박사, 현재 선문대학교 교수, 통합의학대학원장. 저서로『아름다운 파괴』,
    『인도사원순례』,『두려워하면 갇혀버린다』 등이 있고 번역서로『인도철학사』가 있다.
    (leeashram@hanmail.net)

임승택_ 동국대학교 철학 박사, 현재 경북대학교 철학과 교수. 저서로『붓다와 명상』,
    『위빠사나 수행관 연구』 등이 있고 편역서로『바가바드기타 강독』이 있다.(sati@knu.ac.kr)

김재민_ 동국대학교 철학 박사, 현재 동국대학교 외래 교수. 저서로『스와라 요가의 사상과 수행 체계
    연구』가 있고 번역서로『호흡의 힘』,『요가 호흡의 과학』 등이 있다.(mauna67@hanmail.net)

김미숙_ 동국대학교 철학 박사, 현재 동국대학교 겸임 교수. 저서로『자이나 수행론』,『자이나 사상』,
    『인도 불교와 자이나교』,『불교 문화』,『인도 불교사』 등이 있다.(ashoka@hanmail.net)

최아룡_ 서강대학교 박사 과정 수료, 현재 세상속으로 요가원 원장, 저서로『우리 몸 문화 탐사기』,
    『늦은 일곱 시 나를 만나는 시간』,『쿨쿨 부부 시리즈』 1, 2, 3 등이 있다.(beautiunni@naver.com)

박효엽_ 인도 뿌네대학교 철학 박사, 현재 원광대학교 초빙 교수, 저서로『처음 읽는 우파니샤드』,『불온한
    신화 읽기』가 있고 번역서로『베단따의 정수』가 있다.(anavrtti@hanmail.net)

요가와 문화

2013년 10월 5일 초판 1쇄 인쇄
2013년 10월 10일 초판 1쇄 발행

지은이 이거룡, 임승택, 김재민, 김미숙, 최아룡, 박효엽
사진 제공 허남인
펴낸이 이규만
편집 상현숙
디자인 아르떼203

펴낸곳 참글세상
출판등록 제300-2009-24호(2009년 3월 11일)
주소 서울시 종로구 인사동 7길 12 백상빌딩 1305호
전화 02-730-2500
팩스 02-723-5961
이메일 kyoon1003@hanmail.net

© 이거룡, 임승택, 김재민, 김미숙, 최아룡, 박효엽, 허남인, 2013

ISBN 978-89-94781-17-4 03510

-값은 뒤표지에 있습니다.
-이 책의 수익금 중 1%는 유니세프를 통해 나눔의 기금으로 쓰입니다.

참글세상
1% 나눔의 기쁨

요가와 문화

이거룡
임승택
김재민
김미숙
최아룡
박효엽 지음

허남인 사진

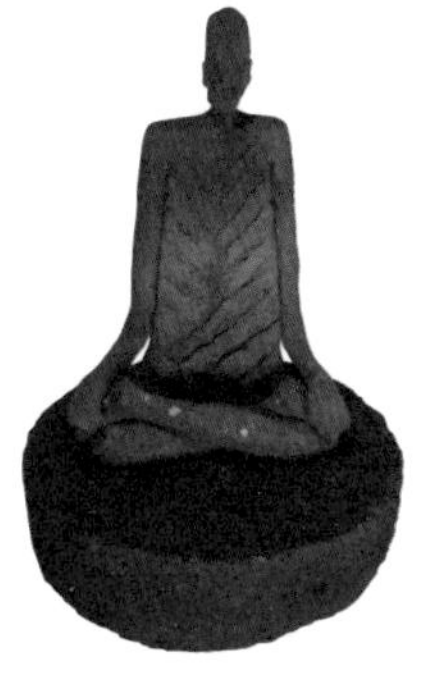

참글세상
1% 나눔의 기쁨

아침 해가 떠오르고
자연의 프리즘을 통과한 햇빛은
제 각각의 물체의 모양과 색을 그대로 드러낸다.
여러 색과 모양으로 저마다의 아름다움으로
우주를 가득히 채운다.

생명은 탄생이 있고 그리고 성숙의 시기가 있습니다. 요가가 더욱 성장하고 한국문화에 잘 접착하기 위해 필요한 주제들을 한 권에 모아놓은 저서 『요가와 문화』는 요가가 한국에서 성숙의 시기에 접어들었음을 말해줍니다. 각기 다른 영역에서 필진들의 다양한 전문적 경험으로 요가를 분석하고 재해석하였습니다.

한국 요가를 중심으로 한 깊은 조망과 신선한 재해석은 앞으로 한국에서 요가가 더 잘 성장하고 정착할 수 있는 좋은 밑거름이 될 것입니다. 하나의 문화가 깊이 뿌리 내리고 보다 넓은 터전에 자리 잡기 위해서는 충분한 학문적 근거를 확보하고 다른 영역과의 긴밀한 관계를 조명하는 것이 반드시 필요합니다.

여기 실린 글들은 아사나 중심으로 대중 속에 파고든 요가가 본래 목표를 잘 살려 더 나은 길을 갈 수 있도록 밝혀줄 좋은 글들입니다. 요가의 본질과 의미를 깊이 들여다보고 대중이 공감할 수 있는 진단과 방법을 내놓았습니다. 한국의 요가 문화에서 무엇이 부족한지, 또 앞으로 한국에서 요가 문화가 더 발전하기 위해서 채

워져야 할 부분들은 무엇인지 잘 말해주고 있습니다.

『요가와 문화』에 수록된 주제들은 학문적이면서도 설렘을 갖게 하는 주제들입니다. '문화', '수행', '치유', '생태', '여성'은 현대의 관심 키워드입니다. 이 키워드가 요가 안에서 어떻게 기능하는지 잘 풀었기에 독자들은 흥미롭게 읽을 수 있을 것입니다.

손은 붙잡지만 주기도 하고 입은 맛을 보고 말을 한다.
코는 숨을 쉬고 냄새를 맡으며 눈은 보고 보여주기도 한다.
귀는 들을 뿐 아니라 균형을 잡는다.(덩 밍다오)

몸의 오감이 합쳐져 우리의 삶을 온전하게 하듯이 다양한 영역들이 서로 통합하여 요가의 대지를 풍요롭게 할 것입니다. 한국적 상황과 현대적 의미의 요가 재해석으로 요가를 재조명해준 필진 선생님들께 감사드립니다. 더구나 한국요가학회에서 많은 논문을 발표하고 활동하시는 여러 교수님들이라 더욱 친근하고 귀하게 여겨집니다. 아무쪼록 일반 독자들도 모두 함께 많은 관심을 가져주기를 바랍니다.

2013년 9월
한국요가학회 회장 서종순 두손모아 드림

요가, 통증으로 피는 꽃

수행이든 종교든 그 진정한 출발점은 '삶이 고통이라는 자각'
입니다. 비단 불교만이 아닙니다. 인생이 고해苦海라는 자각은 업
과 윤회를 믿는 인도 수행 전통 모두의 전제요 출발점입니다. 마
치 씨앗이 땅속에 묻혀 적당한 지압地壓을 받아야 싹을 틔우는 것
처럼, 사람도 그 선 자리가 고통이라는 자각이 있어야 자유를 희
구하게 됩니다. 물론 자유는 그냥 손에 쥐어지는 게 아닙니다. 아
이들이 "눈깔사탕 하나 주세요" 하듯 해서 손에 쥐어지는 쉬운 물
건이 아닙니다. 진정한 자유, 시시각각으로 내리누르는 시공간의
무게를 덜어주는 자유는 으레 피 냄새를 풍기기 마련입니다. 통증
을 수반합니다.

몸에서든 마음에서든 통증은 질병이 아닙니다. 그것은 질병
이 아니라 오히려 치유 중의 몸부림이며, 치유 가능하다는 희망
의 표식입니다. 그러므로 통증이 없는 질병은 불치병이라고 합니
다. 암癌이 그렇습니다. 이와 마찬가지로 삶이 고통이라는 자각은
결코 염세주의자의 속절없는 체념이 아닙니다. 그것은 현재의 삶
이 열반을 지향하고 있다는 표식입니다. 그것은 업karma이 열tapas

로 치유되고 있는 현장입니다. 누구든 삶이 고통이라는 자각이 없다면 그는 불치병을 앓고 있는 중이라고 봐도 무방합니다. 통증을 용서하지 않는 한 번뇌는 보리가 아닙니다.

여기서 한 가지 짚고 넘어갈 것은 삶이 고통이라는 자각이 항상 힘겨운 환경이나 물질적인 빈곤에서 오는 것만은 아니라는 사실입니다. 물질적인 풍요를 제대로 경험할 때도 삶 속에 통증이 일어납니다. 이때 느끼는 통증은 아프다, 쓰리다가 아니라, 대개 그냥 이렇게 잘 먹고 편안하게 살다가 죽는 게 인생의 전부는 아니라는 자각으로 나타납니다. 그러나 물질적인 빈곤에서 오는 통증이든 또는 물질적인 풍요에서 오는 통증이든, 그것이 통증이라는 점에서는 같습니다. 지금 여기의 현실에 대한 절망이기도 합니다. 서양의 그리스도교 전통과 비교할 때, 인도 수행 전통은 후자에 가까운 특징을 지닙니다. 물질적인 풍요를 토대로 꽃을 피우는 것이 인도의 수행 전통입니다. 붓다의 불교가 그렇고 마하비라의 자이나교가 그랬습니다. 지금은 전 지구적인 키워드가 된 요가도 마찬가지입니다. 그것은 먹고 살 만해진 사람들의 통증으로 피는 꽃입니다.

다소 수그러들고 있지만, 우리나라에서 요가는 여전히 대중적입니다. 21세기에 현재진행형으로 변용되고 진화되는 요가를 일종의 '문화 현상'으로 바라보는 시각도 이제는 그다지 낯설지 않습니다. 물질적인 풍요 속에서 오히려 통증을 느끼는 사람들이 우리 사회에 많아지고 있다는 방증입니다. 반갑고 다행한 일이라 하지 않을 수 없습니다. 그러나 또한 다른 한편으로는 이와 같은 요가의 대중화가 부추기는 부작용도 만만치 않습니다. 요가가 S라인이나 다이어트를 위한 스트레칭으로 곡해되는가 하면, 자극적인 이미지를 사고파는 상업으로 치닫기도 합니다. 어떤 수행법이든, 대중화는 늘 정체성의 상실로 이어지는 위험을 안고 있습니다. 경계할 일입니다.

여럿이 함께 쓴 이 책은 현재 우리 사회에 진행 중인 문화로서의 요가를 선도적으로 또 반성적으로 진단해보자는 시도를 담고 있습니다. 웰빙, 수행, 여가, 다이어트 등에 한정된 요가의 담론을 문화의 측면으로 확대하고, 또한 요가의 정체성을 다양한 관점에서 재확인하고 재구성하자는 것입니다. '요가의 대중화'와 그

'정체성의 확립'이라는, 어쩌면 양립하기 어려운 이 두 가지 목표를 동시에 추구해야 하는 지금 우리나라 요가의 방향 제시에 이 책이 조금이나마 보탬이 된다면 다행이겠습니다. 이 책의 계기가 된 '한국요가학회'에 감사드리며 한결 더 통일감 있고 격조 높은 책이 될 수 있도록 훌륭한 사진을 제공해주신 허남인 선생님께 필자 모두를 대표하여 깊은 감사를 드립니다. 또한 자칫 거친 종이 위에서 죽을 수도 있었던 글들을 아름다운 책으로 펴내주신 참글 세상에도 감사의 뜻을 전합니다.

2013년 9월 16일

금정산자락 요가학교 리아슈람에서 이거룡 합장

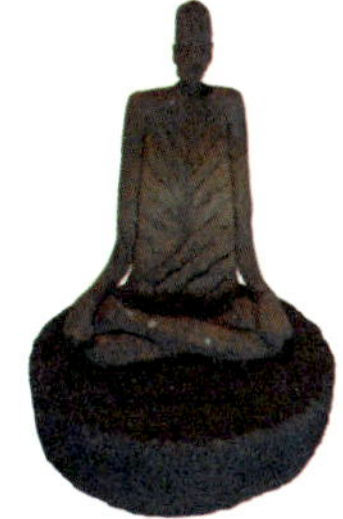

1

한 국 의
요가 문화

이 거 룡

우리나라에서 요가는 아유르베다와 별개로 전해지고 실천되었기 때문에 '웰빙'이라는 현시대의 요청에 부응할 수 없었을 뿐만 아니라, 향후 전인의학으로서의 요가에도 부합하기 어려운 난점을 안고 있다. 요가가 현재뿐만 아니라 미래 사회에서도 하나의 문화로서 그 의미를 유지하려면 무엇보다도 아유르베다의 콘텍스트에서 요가가 논의되고 실천될 필요가 있다.

1. 문화로서의 요가

이제 우리나라에서 요가Yoga는 대중적인 문화가 되었다고 해도 어색하지 않다. 지난 십여 년 동안 수많은 요가 센터들이 생겨났으며, 전국적인 체인점을 지닌 요가 단체도 여럿 있다. 요가를 가르치는 곳도 다양해졌다. 사설 요가 센터뿐만 아니라 대학 또는 대학 부설 평생 교육원, 각종 사회 복지 시설, 주민 자치 센터, 백화점 문화 센터, 심지어 헬스 센터에 이르기까지 실로 다양한 기관과 단체에서 요가를 가르치고 배운다. 최근에는 불교 등의 종교 수행 전통뿐만 아니라, 대체 의학, 심리학, 체육학, 예술 분야 등에서도 요가를 수용하고 있으며, 무용이나 성악을 하는 사람들도 요가의 여러 행법을 보조 방편으로 사용한다. 이런 점에서 요가의 역할과 목적을 단지 수행, 스트레스 완화, 몸매 관리에 한정시킬 것이 아니라, '문화' 또는 '문화 현상'으로 간주할 수도 있을 것이다.

그러나 문화culture의 핵심이 '삶의 양식lifestyle'이라고 볼 때, 적어도 우리나라에서는 문화로서의 요가를 논의하기에는 다소 이른 감이 없지 않다. 1960년대 이후 우리나라에 요가가 전해지면서 이와 관련된 여러 '현상'들이 나타났으며, 또한 어떤 '경향'을 형성했던 것은 사실이지만, 요가가 우리나라 사람들에게 삶의 양식으로 자리 잡게 되었다고 말하기에는 아직 이르다는 것이다. 우리나라에서 '요가 센터가 다수 생겨나고 요가를 가르치는 곳이 다양해졌을 뿐만 아니라, 수행 전통 이외의 여러 학문 분야에서도 요가를 수용하는 현상' 그 자체가 곧 요가 문화는 아니다.

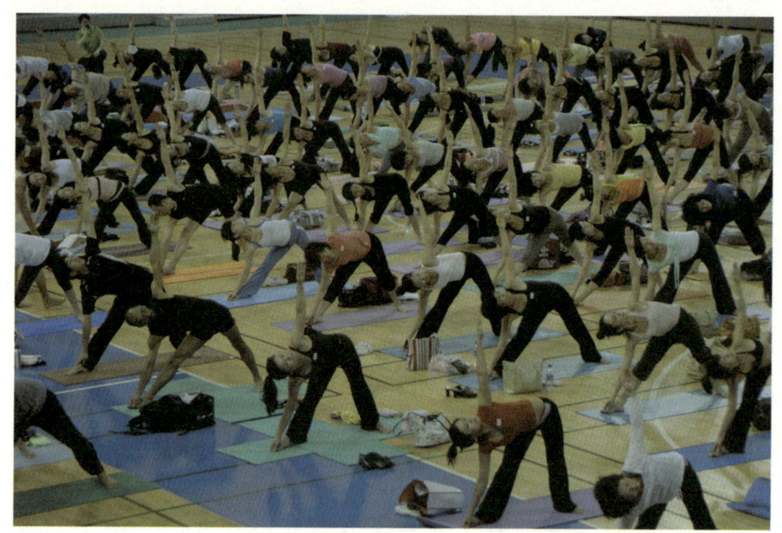

이제 우리나라에서 요가는 문화 또는 문화 현상으로 간주할 수도 있을 것이다.

어떤 현상 또는 경향trend이 문화로 자리매김하기 위해서는 적어도 다음의 세 가지 요건에 적합해야 한다.

첫째, 그것은 집단 구성원에 의하여 공유되어야 한다. 집단 구성원에 의하여 공유되지 않는 현상 또는 경향은 문화라고 할 수 없다.

둘째, 그것은 학습을 통하여 축적되는 시간을 필요로 한다. 즉 한 사회에서 공유된 것이 학습을 통하여 한 세대에서 다음 세대로 전해지고 그 세대에 새로 이루어진 내용이 또 거기에 더해질 때, 비로소 문화라고 할 수 있다.

셋째, 그것은 하나의 체계를 구성하고 있어야 한다. 단지 다양한 요소들의 병렬이나 복합이 아니라, 각 구성 요소들이 유기적인 관련을 지녀야 한다는 것이다. 이 세 가지 기준에 비추어 볼 때, 우리나라에서 '요가 센터가 다수 생겨나고 요가를 가르치는 곳이 다양해졌을 뿐만 아니라, 수행 전통 이외의 여러 학문 분야에서도 요가를 수용하는 현상(경향)'은 여전히 미완의 '요가 문화'라고 할 수밖에 없다.

이 글은 우리나라에서 진행중인 미완의 요가 문화에 대한 비판적 평가와 전망을 제시하는 데 주안점을 두었다.

이를 위하여 우선 1960년대 이후 우리나라에 요가가 도입되고 변용되는 과정에서 위의 세 가지 요건이 충족될 수 없었던 원인을 살펴본 후에, 우리 사회에 문화로서의 요가가 자리 잡을 수 있는 근거를 모색하고자 한다.

2. 한국에서 요가의 변용

우리나라의 학계와 수행처에 하타 요가가 도입되고 변용되기 시작한 것은 1960년대 이후이다. "현대 한국에서 요가가 널리 보급되게 된 직접적인 계기는 동국대학교 정태혁 교수가 요가 관련 저서와 번역서를 출판하고 요가 개인 도장을 연 1960년경부터였다."[1] 1967년에 출간된 정태혁 교수의 『요가의 原理와 修行法, 이것이 요가다』는 하타 요가와 관련된 우리나라 최초의 단행본이다.[2] 이 책의 말미에 실린 우리말 번역 『요가수트라』 전문全文은 우리나라 요가 연구의 효시로 봐도 무방하다.

1970년 6월 사단법인 '한국요가협회'(초대회장:황영석)가 발족

됨으로써 우리나라 요가계는 학계와 재야의 '협회'로 나누어지며, 1981년 처음으로 요가 관련 석사 학위 논문이 나오기까지 우리나라에서 하타 요가의 보급과 수련은 재야의 협회를 중심으로 전개되었다.

1980년대에 들면서 우리나라에 요가 연구의 학문적 성과가 연구 논문 형태로 나타났으며, 요가의 대중화와 함께 월간 잡지에 요가 관련 글이 연재되기 시작하는 것도 이 시기이다.[3]

1990년대 우리나라 요가계는 여러 가지 측면에서 이전 시대와는 구별되는 특징을 보였다.

첫째, 요가에 관한 이론과 실천수행을 겸비한 연구자들이 배출되기 시작했으며, 이 분야에서 3편(이태영, 1993; 김병채, 1993; 원정혜, 1998)의 박사 학위 논문이 나왔다.

둘째, 1970년대 초에 발족된 '한국요가협회'가 분화하면서 '한국요가회', '국제요가협회', '한국 요가 지도자 연합회' 등이 생겨났다.

셋째, 1990년대 후반부터 요가 수련과 관련된 양적 연구가 나타나기 시작했으며, 이때의 연구는 기존의 문헌 연구와 달리 요가 수련의 효과에 초점을 둔 연구가 대부분이었다. 이와 같은 현상은 서양에서 요가가 치료 또는 치유의 일환으로 이해되는 경향과 관련이 있다.

2000년대에 들면서 우리나라에 하타 요가 수련 인구가 폭발적으로 증가했으며,[4] 이와 함께 국내의 대학 또는 대학원 과정에 요가 관련 학과가 개설되었다. 또한 요가 수요의 확산과 함께 대학 바깥에서도 요가 관련 단체를 중심으로 이른바 '요가 지도자 과정'이 개

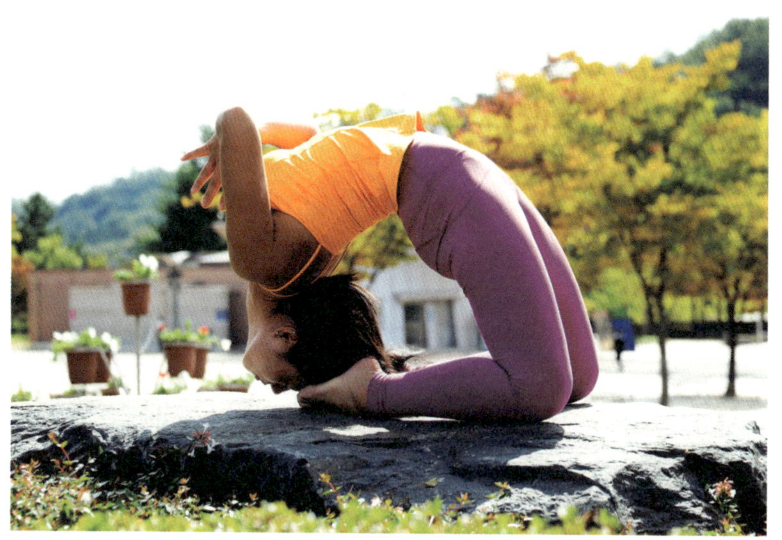

2000년대에 들면서 우리나라에 하타 요가 수련 인구가 폭발적으로 증가했다.

설되었으며, 이를 통하여 수많은 요가 지도자들이 양산되었다. 전문적인 요가 지도자 양성이라는 측면에서 요가 지도자 과정은 대학 내의 요가 관련 학과와 다르지 않지만, 대개 3개월에서 10개월 정도의 단기 교육이라는 특징이 있다. 우후죽순처럼 생겨난 요가 지도자 과정은 결국 자격 미달의 요가 지도자 양산과 공급 과잉이라는 문제를 야기했다.[5]

이에 대한 반성으로 '국가 공인' 요가 지도자 자격 제도의 필요성이 거론되기도 했으나 실현되지 못했다. 2000년대 우리나라 요가계의 또 다른 특징은 인도 근현대의 주요 요가 수행처에서 행해지는 수련 과정을 벤치 마킹하여 국내에서 보급하는 몇 가지 경향이 형성되었다는 점이다.

벤치 마킹의 대상이 된 인도의 수행처 또는 연구소는 스와미 쉬바난다 요가 센터Swami Sivananda yoga Center, 아이엥가르B.K.S. Iyengar 요가 센터, 카이발리야다마Kaivalyadhama, 비하르 요가 학교Bihar School of Yoga, 아슈탕가 요가 연구소Ashtanga Yoga Research Institute 등이었다.

현재 우리나라 하타 요가 수련의 경향은 크게 세 가지로 나눌 수 있다.

첫째, 위에서 언급한 근현대 인도의 주요 수행처에서 행해지던 행법을 중심으로 하는 요가 수련으로, 주로 학계나 요가 지도자 또는 요가에 대한 보다 깊은 이해를 원하는 요가 수행자들을 중심으로 보급되고 있는 요가.

둘째, 인도에서 서양으로 전파되어 변용된 후에 다시 우리나라에 전래된 요가 수련 경향으로, 건강, 다이어트, 미용을 위한 요가 행법이 대부분이며, 매스컴이나 출판물을 통하여 상당한 대중성을 확보하고 있는 요가.

셋째, 요가의 한국적 토착화를 염두에 둔 요가 수련 경향으로, 5천여 년 전 인도에서 발생한 요가는 결국 우리나라의 기후 풍토와 우리나라 사람들의 체질에 맞게 창조적으로 변용되어야 한다는 입장.[6]

3. 문화로서의 요가를 위한 반성적 진단과 전망

현재 우리나라에서 요가가 하나의 문화로 자리 매김하지 못하는 원인을 1. 일본과 서양을 통한 간접적인 수용, 2. 신체 수련 중심의 요가 수련 경향, 3. 요가의 상업화 문제, 4. 아유르베다와 요가의 재결합이라는 네 가지 주제를 중심으로 진단하고 이에 대한 대안과 전망을 제시하고자 한다.

1) 일본과 서양을 통한 간접적인 수용과 요가의 한국적 토착화

우리나라의 경우에는 '요가라는 수련법이 인도에서 곧바로 건너오지 않고, 미국, 일본을 통해 수입되면서 스트레칭 중심으로 재구성된 것이 문제'라는 지적이 있다.[7] 1967년 우리나라에서 처음으로 요가 도장을 열고 요가를 지도한 것으로 알려지는 정태혁 교수는 일본에서 요가를 배웠으며, 한국요가협회 황영석 초대회장의 경우에도 인도에서 요가를 직접 체험한 것이 아니며, 일본 요가의 영향을 크게 받은 것으로 보인다. 우리나라 초기 요가의 역사에서는 일본의 요가, 특히 오키 요가의 영향이 지배적이었다.

그러다가 2000년대 초반부터 지금까지 우리나라에서 유행하는 요가는 대개 이미 미국이나 유럽에서 유행했던 요가가 국내로 수입된 것이다. 예를 들어, 아이옌가르 요가, 아슈탕가 빈야사 요가, 비크람Bikram 요가, 비니Vini 요가 등은 이미 20-30년 전부터 서양에서 유행했던 이른바 '파워 요가power yoga'의 여러 유형들이다. 이러한 유형의 요가는 대개 인도에서 우리나라로 직접 전해진 것이 아니라,

인도에서 현대화된 고전 요가가 일차적으로 서양 사람들의 체질과 성향에 맞도록 토착화된 후에 다시 우리나라로 들어온 것이다. 또는 서양 사람들이 인도에서 배운 요가가 그들에게 적합한 행법으로 변용된 것이 대부분이다.

이와 같이 우리나라에는 이미 일본이나 서양에서 일차적인 변용을 겪은 요가가 간접적으로 수용되었기 때문에, 제대로 '원형'을 접할 기회도 없이 '변용'을 고려해야 하는 어려움과 문제점이 있었다. 다행히 1990년대 중반부터 우리나라 수행자들이 직접 인도로 가서 인도의 전통적인 요가 행법 또는 이른바 서양에서 유행했던 요가 수련법을 배우고 이와 관련된 문헌과 교본을 번역 소개하는 작업이 있었다. 그러나 이와 같은 노력 이전에 이미 우리나라의 요가는 지나치게 왜곡되어 있었기 때문에, 쉽게 교정되지 않고 있는 것이 사실이다.

'요가의 한국적 토착화'는 우리나라에서 요가가 하나의 문화로 정착하기 위한 전제조건이다. 일본 또는 서양 사람들의 체질과 성향에 적합한 요가가 아니라 한국 사람들의 삶의 양식에 적합한 요가가 요청된다는 말이다. 요가의 한국적 토착화를 위한 출발점은 일본이나 미국에서 변용된 요가가 아니라, 인도에서 형성 발전된 요가이다. 물론 인도의 요가를 그대로 수용하자는 말은 아니다. 요가는 궁극적으로 우리나라 사람들의 체형과 체질에 맞게 수용될 필요가 있으며, 그것은 인도의 요가 고전에서 규정하는 요가의 원형에 대한 바른 이해를 전제로 한다.

요가의 한국적 토착화와 관련해서는 우선 우리나라의 전통적인 수행법이 고려되어야 할 것이다. 국선도나 화두선 또는 선무도 등과 같은 우리나라의 전통적인 수행법들은 이미 오래 전부터 우리나라의 기후 풍토와 사람들의 체질이 고려된 수행법이기 때문이다. 이에 비하면 우리나라에서 요가 수련의 역사는 짧으며, 어쩌면 요가 수련의 한국적 토착화 문제에 대한 거론 자체가 시기 상조인지도 모른다. 그러나 요가는 근본적으로 인도의 기후 풍토 및 그 사람들의 체질에 맞게 발달해온 수행법이라는 점에서 보면, 우리나라에서 요가 수련은 반드시 토착화의 과정을 거칠 수밖에 없으며, 이 과정에서는 반드시 우리나라의 전통적인 수행법들이 고려될 수밖에 없을 것이다.

우리나라 요가 수련 역사의 초기에 유행했던 오키 요가 또한 요가의 한국적 토착화와 관련하여 참고할 만하다. 물론 오키 마사히로는 요가를 지나치게 수정 요가 또는 치료에 치중했다는 비판을 면할 수 없지만, 그럼에도 그의 요가는 요가의 일본적 토착화라는 점에서 큰 의미를 지닌다. 우리나라와 일본의 유사성에 주목할 때, 오키 요가는 요가의 한국적 토착화에 참고할 만한 가치가 충분하다.

2) 신체 중심 요가의 한계와 통합 요가

널리 알려진 것처럼, 하타 요가의 핵심은 아사나와 프라나야마이다. 그러나 1910년대 인도에서 대중화된 하타 요가는 그 중심에 프라나야마가 있었음에 비하여 현재 우리나라 하타 요가는 아사나 중심이라는 문제점이 있다.[8] 어떤 의미에서 현재 우리나라에서 일반화된 아사나 중심의 하타 요가는 고전 요가의 변용 과정에서 그 본

질로부터 가장 멀어진 요가 형태라 할 수 있다. 즉 원래 심법心法이
던 고전 요가가 인도 안에서 하타 요가로 변용되면서 신체 수련 중
심의 요가로 변했지만, 그래도 그 중심은 아사나가 아니라 프라나야
마였다.[9] 그러다가 하타 요가가 서양으로 전파되고 우리나라로 들어
오면서 아사나 중심으로 변했는데, 아사나 또한 몸통 중심의 아사
나가 아니라 사지四肢 중심의 아사나를 주로 하는 하타 요가가 되었
다.[10] 그 결과로 우리나라에서 요가는 스트레칭 또는 기묘한 체위로
오해되고 있는 실정이다.

　흔히 하타 요가의 시원으로 언급되는 스와트마라마Svātmarāma
의 『하타요가프라디피카Haṭhayogapradīpikā』에 따르면, 하타 요가는 라
자 요가rāja-yoga를 위한 것이다.[11] 파탄잘리 고전 요가의 수행 체계로
본다 해도 아사나와 프라나야마는 궁극적으로 라자 요가, 즉 명상
을 위한 토대가 된다. 그러나 우리나라의 요가 수련 현장에서는 프
라나야마 수련도 보기 어렵거니와 명상은 거의 도외시되고 있는 실
정이다. 육체-기체-심체를 포괄하는 몸śarīra의 정화를 통하여 진아
puruṣa의 독존獨存, kaivalya을 추구하는 것이 고전 요가의 요체라고 볼
때, 지금 우리나라에서 행해지는 요가, 즉 프라나야마와 명상이 거
의 무시되는 요가는 사실상 요가라고 하기 어렵다. 20세기 초반 인
도에서 하타 요가를 중심으로 요가의 대중화를 추구했던 요겐드라
나 쉬바난다의 경우에도 요가 수련에서 결코 프라나야마와 명상의
중요성을 간과하지 않았다. 이런 점에서 보면, 하타 요가는 특히 서
양으로 전파되면서 심각하게 신체 수련 중심으로 변용된 감이 없지
않다.

인도의 요가 전통 전체를 놓고 본다면, 아사나 중심의 우리나라 요가 수련 현장에 만트라 요가mantra-yoga가 거의 수용되지 못했다는 점도 문제로 지적된다. 전통적으로 만트라 요가는 요가의 주요 영역 중 하나로 간주되었으며,[12] 어떤 의미에서 만트라 요가는 명상 전통라자 요가과 함께 인도 수행 전통의 양대 산맥을 형성해왔다고 해도 과언이 아니다. 인도 수행 전통에서 진아는 대개 순수의식cit 또는 '옴om'으로 간주되며, 이 둘의 그림자인 마음과 음성은 수행자가 그 본래의 진아를 실현할 수 있는 중요한 두 가지 실마리가 된다. 즉 마음이라는 빛의 그림자를 따라서 빛의 근원으로 나아가는 과정이 명상이라면, 음성이라는 소리를 통하여 그 근원을 찾아 나아가는 과정이 만트라 요가이다. 이런 점에서 전통적으로 만트라 요가는 인도의 중요한 요가 수행법의 하나로 간주되었다.

20세기 초반에 인도에서 요가의 대중화를 위해 노력했던 스승들, 특히 스와미 쉬바난다는 만트라 요가 또는 자파 요가japa-yoga를 강조했다. 쉬바난다에 따르면, "지금의 칼리 유가kali-yuga 시대에는 자파만

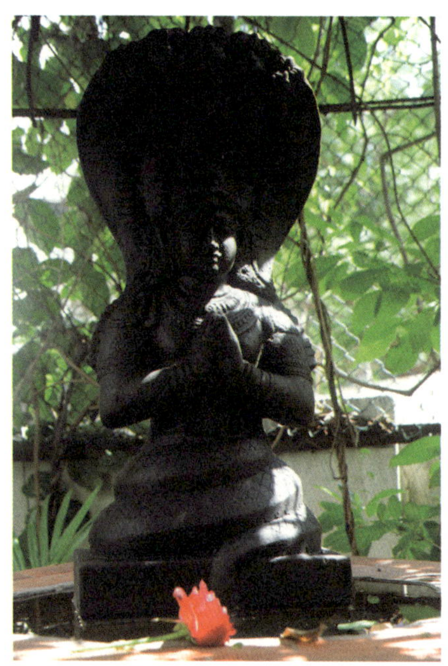

요가를 체계화하여 『요가수트라』를 저술한 파탄잘리.

이 신을 실현하는 쉬운 방법이다."[13] 그런데 "오늘날 대다수의 지식인들과 대학생들은 과학 교육의 병적인 영향 때문에 만트라의 힘에 대한 믿음을 상실했으며, 그것은 실로 통탄할 일이다."[14] 물론 『하타요가프라디피카』 등의 하타 요가 경전에서도 만트라 요가가 언급되지 않지만, 그렇다고 하여 인도 수행 전통에서 만트라 요가가 무시되거나 사라진 것은 아니다. 6세기 이래

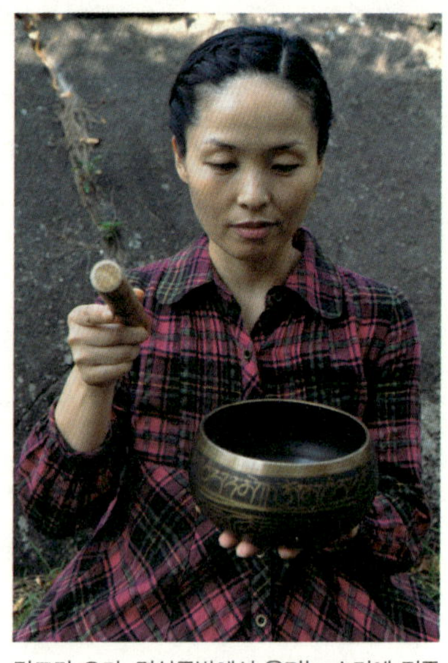

만트라 요가. 명상주발에서 울리는 소리에 집중한다.

만트라 요가는 오히려 탄트라tantra 전통에서 발달해왔으며,[15] 이 전통은 20세기 초반 여러 스승들의 요가에서 전승되었다는 것을 알 수 있다.

요가는 아사나가 아니다. 아사나는 요가의 지극히 일부일 뿐이다. 다행히 이미 우리나라의 요가 수련 현장에도 이와 같은 인식이 확장되고 있다. 요가의 본래 의미가 그런 것처럼, 앞으로 우리나라의 요가는 몸과 마음을 아우르는 보다 총체적인 입장에서 추구될 필요가 있으며, 이 과정에서 특히 프라나야마와 명상 및 만트라 요가를 요가의 고유 영역에 포함시킬 필요가 있다. 물론 파탄잘리의 고전 요가가 우리나라에서 원형 그대로 부활되어야 한다는 것은 아니다. 그럼에도 현재 우리나라의 요가 수련 경향은 지나치게 사지

중심의 아사나, 아사나 중심의 하타 요가, 신체 수련 중심의 요가로 편향되어 있다는 점을 고려할 필요가 있다. 이와 같은 편향의 교정은 사지 중심의 아사나에서 몸통 중심의 아사나, 아사나 중심에서 프라나야마, 신체 수련 중심에서 명상 중심으로 요가 수련 체계를 재정립하는 과정이 될 것이다.

3) 요가의 상업화 문제와 비영리 단체를 통한 요가 교육

문화는 원래 사고파는 상품이 아니다. 그러나 실제로는 상품 속에 문화가 녹아 있고 또 문화 자체가 상품화되어 전 세계 사람들의 삶을 알게 모르게 변화시킨다. 요가는 원래 사고파는 상품이 아니었다. 그러나 특히 지난 2000년 이후 우리나라에서 요가는 이른바 '돈 되는' 상품으로 인식되기 시작했으며, 사고파는 행위를 통하여 세간에 널리 유행하게 되었다. 문화가 상품이 되는 것은 현시대의 대세이며, 요가라고 예외일 수는 없다. 알다시피 사설 '요가원'을 통하여 요가라는 상품이 널리 팔리고 있으며, 또한 요가의 상품화는 단지 부정적인 측면만 지니는 것은 아니다. 문제는 요가가 상품으로 팔리고 있다는 사실이 아니라, 팔리고 있는 상품의 내용과 질이다.

문화가 상품으로 팔릴 때, 우선적으로 고려되는 것은 내용이나 질이 아니라 '자극적인 이미지'이다. 지난 십여 년 동안 우리나라에서 진행되어온 요가의 상업화는 '자극적인 이미지 장사'의 극단을 치달았다. 아사나는 자극적이고 화려한 형태로 변형되었으며, 사설 요가원은 '보여주기 위한 요가'의 실천 현장이 되었다. 사는 사람이나 파는 사람이나 끊임없이 요가의 이미지에 매달리고 있다. 요가가 이미지를 사고파는 상업화와 야합할 때, 가장 큰 맹점은 반복적인 학습을 통한 깊이의 축적을 불가능하게 만든다는 것이다. 현시대 우리나라의 요가는 끊임없이 새로운 이미지를 만들어내는 일에만 몰두하기 때문에, 시간이 지나도 깊이를 얻고 삶의 양식으로 자리 매김하기 어렵다.

이미지를 따라 흘러가는 요가를 멈추고 삶의 양식으로서의 요가, 또는 문화로서의 요가가 정착되기 위해서는 우선 어떤 형태로든 '지속적인 반복'을 요가의 핵심에 두는 수련 경향이 허용되어야 한다. 물론 상업화를 지향하는 요가는 지속적인 반복을 허용하기 어렵다. 지속적인 반복은 요가의 수요를 떨어뜨릴 가능성이 높기 때문이다. 지속적인 반복은 지루하다는 생각이 들게 할 수 있으며, 재미없는 요가는 돈 되는 장사가 되기 어렵다는 것이다. 그러나 그럼에도 지속적인 반복이 없는 한, 요가는 어떤 한 사람의 삶을 바꾸기 어려우며 한 사회의 문화로 자리 잡기 어렵다는 것은 분명하다.

비영리 요가 단체의 요가 교육이 요청된다. 물론 현재 우리 주변에 있는 사설 요가원이 모두 없어져야 한다는 말은 아니다. 사설 요가원은 그 나름대로 중요한 의미를 지니며, 우리나라에서 요가 인구 확산에 큰 기여를 한 것도 사실이다. 이와는 별개로 요가의 본질을 전하는 비영리 요가 단체의 요가 교육이 필요하다는 것이다. 예컨대 자발적인 '재능 기부'를 원하는 요가 지도자들이 제공하는 요가 교육에 자발적으로 '지속적인 반복'을 원하는 사람들이 참여하는 프로그램이다.[16] 이미지를 따라다니는 요가를 교정하는 교육은 어떤 형태로든 비영리적으로 운영될 필요가 있다.[17] 만일 그렇지 않으면, 쉽게 '장삿속'이라는 오해를 받을 수 있기 때문이다. 비록 소규모라 할지라도, 장삿속이 아닌 요가 교육은 요가의 본질을 전하는 데 상당한 파급 효과가 있을 것으로 생각한다.

4) 요가와 아유르베다의 재결합과 '전인치유全人治癒'로서의 요가

"요가와 아유르베다āyurveda는 역사를 통하여 끊임없이 서로 영향을 주고받으며 발전해온 자매 학문이다."[18] 이 둘은 존재의 통일성을 가르치는 베다 지식 체계의 통합적인 부분들이다. 베다의 지식 체계들로서 요가와 아유르베다는 모든 차원에서 큰 효과를 나타내기 위해서는 함께 행해질 필요가 있다. 요가와 아유르베다는 '6가지 요소로 이루어진 인간(ṣaḍa dhātvātmaka puruṣa, 공풍화수지의 5종 조대 요소와 영혼 또는 의식)'을 다룬다는 점에서 공통된다. 넓은 의미에

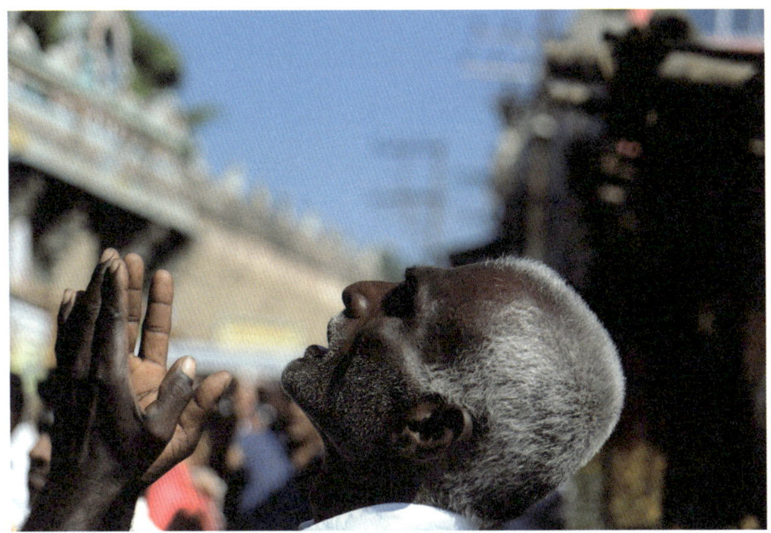

아유르베다는 우주와 인간의 소통을 기본으로 하는 인도의 전통 의학 체계이다.

서 아유르베다는 요가를 포함한다.[19] 아유르베다의 치료cikitsā가 크게 2가지 범주, 즉 1. 초세간적인 치료naiṣṭhikī-cikitsā와 2. 세간적인 치료laukikī-cikitsā로 나누어지는 것도 이러한 맥락에서이다. 초세간적인 치료는 삶의 영적인 측면을 다루며, 세간적인 치료는 육체의 질병과 약물, 식이요법, 운동 등을 통한 치료를 다룬다. 요가는 본질적으로 초세간적 치료의 범주에 속하지만, 요즘에는 세간적인 치료에도 큰 공헌을 하고 있다.

　우리나라에서는 요가가 도입 초기부터 현재까지 아유르베다와 연계 없이 수용되었기 때문에, 웰빙이라는 대중의 욕구에 부응하지 못했을 뿐만 아니라, 요가 센터나 병원에서 심신 통합 치유 기제로서 활용되기 어려운 한계를 보였다. 요가와 아유르베다의 유기적인 관계를 이해하지 못할 때, 이 두 전통은 상당히 왜곡되기 쉽다. 아유르베다의 지식은 요가 수련자 자신의 체질적인 유형을 이해하는 데 필수불가결하다. 요가와 관련하여 아유르베다는 사람의 타고난 체질을 판단하는 데 필요한 지식을 담고 있으며, 이것은 사람마다 각기 체질에 적합한 요가 수련을 할 수 있게 하는 토대가 된다. 사람마다 체형과 체질이 다르기 때문에, 동일한 행법行法이라도 모든 사람에게 일률적으로 적용될 수는 없다. 예를 들어 몇 가지 아사나를 연속적으로 수련할 때도 그 종류와 순서는 사람의 체질에 따라서 달라야 한다. 이와 같이 각각의 체질에 따른 수련을 가능하게 하는 지식은 아유르베다에서 구할 수 있으며, 따라서 요가는 아유르베다를 토대로 해서 비로소 효과적인 수련이 될 수 있다.

　요가는 자아 실현에서 절정에 달하는 영적 통합에 초점을 둔다. 아유르베다는 포괄적인 건강관리를 통한 심리-육체적 통합에 초점을 둔다. 요가의 특징 가운데 하나는 균형이며, 그래서 고대의 요가 수행자들은 마땅히 육체와 마음 모두에 적절한 관심을 기울였다. 가끔 지나친 열정의 요가 수행자는 육체는 일단 제쳐놓고 명상 수련과 고도의 의식 상태를 추구하기도 하지만, 육체는 열반을 실현하기 위한 토대이다. 만일 우리가 육체를 돌보지 않는다면 조만간 질병에 굴복하기 쉽다. 요가에서 질병은 수련의 성공적인 완성을 가로막는 가장 중요한 장애 중의 하나로 간주된다.[20]

이미 전 세계적인 기반을 지닌 요가의 뒤를 이어서 아유르베다는 가장 중요한 심신의학의 범지구적 의학체계로 떠오르고 있다. 미국 국립의료원 산하 보완대체의학연구소National Center for Complementary and Alternative Medicine는 이미 지난 1990년대부터 요가와 아유르베다를 보완대체의학의 주요 분야 중의 하나로 선정한 바 있으며, 아유르베다의 약초 연구는 연구비가 지원되는 특별한 분야로 지정하고 있다. 미국이나 유럽의 여러 병원에서는 요가테라피yoga-therapy나 아유르베다 요법이 널리 받아들여지고 있는 실정이다. 이에 비하여 우리나라에서는 아직 요가테라피나 아유르베다에 대한 연구와 임상이 아직 시작 단계에 있다. 이미 세계적으로 확산되고 있는 아유르베다의 한국적 수용을 위해서는 우선 요가와 아유르베다가 지니는 심신 통합 치유 원리를 이해할 필요가 있다. 그래야 우리나라에서도 진정한 의미의 요가테라피가 가능해질 것이며, 나아가 요가는 우리 문화의 중심 키워드로 의미를 지속할 수 있을 것이다.

4. 요가의 한국적 토착화와 삶의 양식으로서의 요가 문화

요가가 문화로 정착하기 위해서는 다음의 세 가지 요건을 갖추어야 한다.

첫째, 그것은 집단구성원에 의하여 공유되어야 한다.

둘째, 그것은 학습을 통하여 축적되는 시간을 필요로 한다.

셋째, 그것은 하나의 체계를 구성하고 있어야 한다.

이 세 가지 기준에 비추어 볼 때, 우리나라에서 '요가 센터가 다수 생겨나고 요가를 가르치는 곳이 다양해졌을 뿐만 아니라, 수행 전통 이외의 여러 학문 분야에서도 요가를 수용하는 현상(경향)'

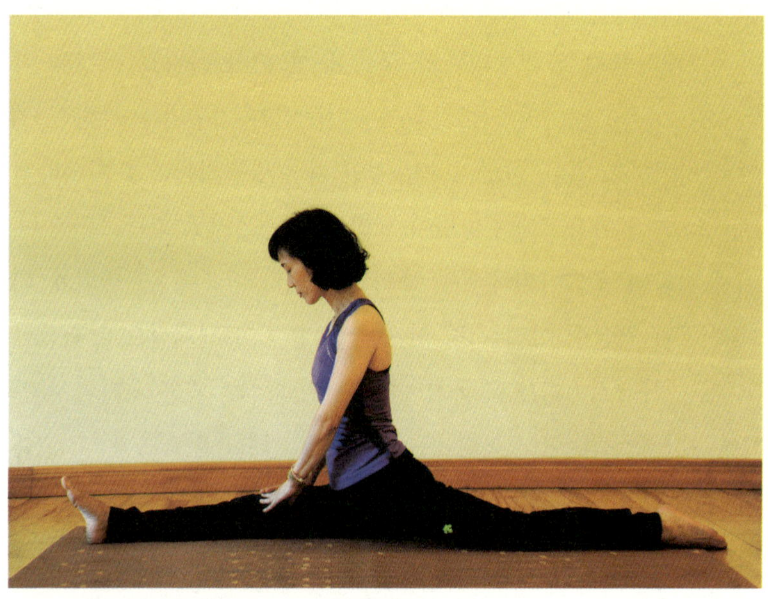

요가와 아유르베다는 심신 통합의 치유 원리를 공유한다.

은 여전히 미완의 '요가 문화'라고 할 수밖에 없다.

본 논문에서는 우리나라에서 진행 중인 미완의 요가 문화에 대한 비판적 평가와 전망을 제시하고자 했다. 이를 위하여 현재 우리나라에서 요가가 하나의 문화로 자리 매김하지 못하는 원인을 1. 일본과 서양을 통한 간접적인 수용, 2. 신체 수련 중심의 요가 수련 경향, 3. 요가의 상업화 문제, 4. 아유르베다와 요가의 분리라는 네 가지 원인을 제시하고, 이에 대한 전망을 제시했다.

첫째, 요가는 일본과 서양을 통하여 간접적으로 전해졌기 때문에, 지금까지 요가의 한국적 토착화 문제가 심각하게 고려되지 못했으며, 이로 인하여 요가는 하나의 문화로 정착하기 어려웠다.

둘째, 우리나라에서 요가는 지나치게 신체 수련 중심으로 흘렀기 때문에, 인간에 대한 통합적이고 전인적인 접근이 부족했으며, 그 결과로 우리나라의 요가는 우리나라 사람들의 삶의 양식으로 수용되기 어려웠다.

셋째, 요가의 상업화는 요가의 본질이 우리 사회에 뿌리 내리기 어려운 환경을 만들었다. 이에 대한 대안으로 소규모라도 비영리 단체의 요가 교육이 요청된다.

넷째, 우리나라에서 요가는 아유르베다와 별개로 전해지고 실천되었기 때문에 '웰빙'이라는 현시대의 요청에 부응할 수 없었을 뿐만 아니라, 향후 전인의학으로서의 요가에도 부합하기 어려운 난점을 안고 있다. 요가가 현재뿐만 아니라 미래 사회에서도 하나의 문화로서 그 의미를 유지하려면 무엇보다도 아유르베다의 콘텍스트에서 요가가 논의되고 실천될 필요가 있다.

2

요가와 수행

임 승 택

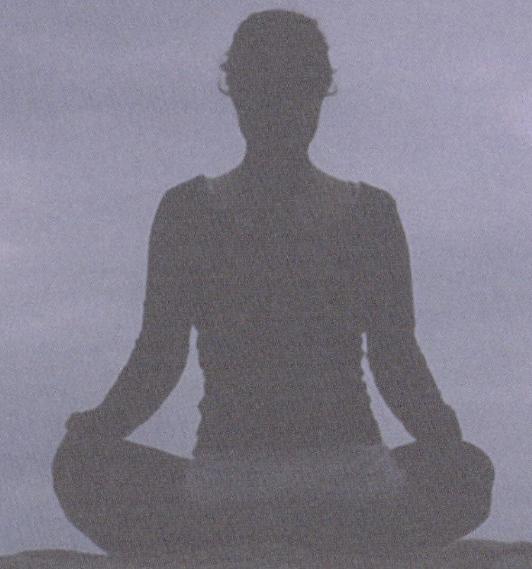

이제 요가는 사회적 현안에 대해서도 적절히 관심을 가질 필요가 있다. 그래야 많은 사람들에게 지속적으로 요가의 이로움을 알릴 수 있다. 물론 사회적 실천의 문제에서 요가가 지닌 고유한 측면들은 충분히 감안되어야 한다.

1. 시작하는 말

장구한 세월에 걸쳐 인도를 중심으로 계승된 요가가 이제 우리에게도 낯설지 않은 가르침으로 인식되고 있다. 도심의 대로변을 걷다 보면 요가원을 알리는 간판이나 광고를 어렵지 않게 접할 수 있다. 요가는 이미 도시 문화의 일종으로 편입되어 현대적 삶의 일부로 정착된 듯하다. 그러나 이러한 외형적 확산과 번영에도 불구하고 현재 실천되고 있는 요가의 양상이 과연 바람직한가에 대해서는 재고의 여지가 있다. 당장 대부분의 요가원에서 보급하고 있는 요가의 내용이 어떠한가에 대해서부터 반성할 필요가 있다. 전통적인 요가의 가르침은 외부적 여건에 구애받지 않는 내면의 평온을 일깨우는 데 주력했다. 그러나 오늘날 요가원에서 가르치는 요가란 체중 감량과 몸매 가꾸기에만 초점을 모으는 듯하다.

장구한 세월만큼 수많은 문헌을 통해 축적된 요가의 지식은 실로 엄청난 분량에 이른다. 사실 인도에서 출현한 거의 모든 종교적·철학적 가르침은 요가와 일정한 상관관계에 있다. 전통적으로 인도에서는 특정한 종파나 학파에 상관없이 수행修行, bhāvanā에 전념하는 사람들을 일컬어 '요가를 지닌 사람yogī' 혹은 '요가를 실천하는 사람yogācāra'이라고 불렀다.

이것은 요가라는 것이 단순히 몸을 비틀거나 만트라를 암송하는 정도에서 그치지 않는다는 사실을 의미한다. 다양한 전통에 따라 전해지는 요가의 가르침은 방대하면서도 체계적인 형이상학적·종교적·생리학적 내용을 지닌다. 이것에 대해 '기묘한 육체적 포

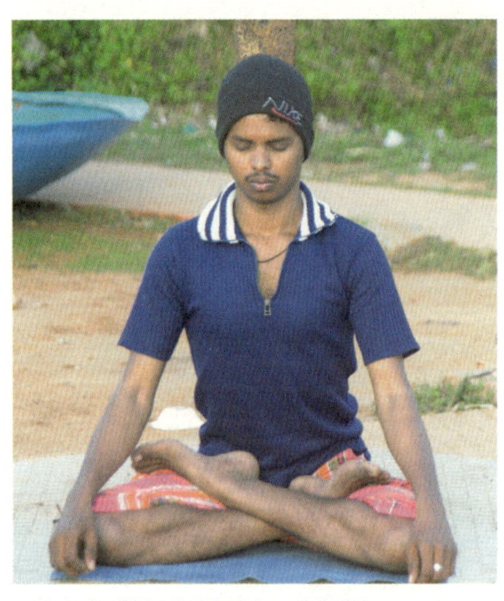

요가의 가르침은 방대하면서도 체계적인
형이상학적 · 종교적 · 생리학적 내용을 지닌다.

즈를 취하는 것' 정도로 혹은 '호흡에 관한 테크닉'쯤으로 오인한다면 그것은 그야말로 수박 겉핥기이다.

그렇다고 오늘날의 대중화된 요가를 무작정 비판할 수 없다. 일단 이것에 의존하여 많은 사람들이 건강과 미용에 도움을 받고 있다. 또한 이것을 통해 요가의 가르침이 확산되고 있다. 이러한 분위기 속에서 오늘날의 대중화된 요가를 굳이 인도적 전승에만 연계시킬 것이 아니라 그 자체로서 인정해야 한다는 입장이 지지를 얻어가는 듯하다.

그러나 요가의 유통 양상이 어떻든 요가의 가르침이 아직 굳건하게 뿌리를 내리지 못한 것만은 사실이다. 무엇보다도 요가가 가져올 수 있는 이익과 혜택이 충분히 소개되지 않고 있다. 요가란 몸과 마음을 아우르는 전인적 가르침이며, 윤리적 · 육체적 · 심리적 수행을 망라하는 포괄적 내용을 지닌다. 우리의 주변에서 행해지는 요가는 이러한 깊이와 넓이를 제대로 전달하지 못한다. 이러한 문제점은 요가 수행 문화의 정착을 위해 반드시 해결해야 할 과제라고 할 수 있다.

요가 수행 문화의 가능성을 살피는 작업에서 현대사회가 지니는 특수성 또한 간과할 수 없다. 특히 신자유주의라는 경제 체제 아래 살아가는 현대인은 무한 경쟁의 틈바구니에 놓여 있다. 이것이 요가의 실천에 적지 않은 영향을 미친다는 것은 두말할 나위 없다. 새롭게 등장하는 각종의 요가 프로그램들은 상품성과 경쟁력을 높이기 위한 장치들로 무장된다.

그러나 정작 중요한 요가의 가르침은 이러한 경쟁의 분위기와 무관하다. 예컨대 고전 요가의 궁극 목적이라고 할 수 있는 식별지識別知, viveka-khyātir의 성취는 경쟁의 산물일 수 없다. 오히려 이것은 모든 경쟁과 다툼을 포기하고서 철저하게 내면으로 침잠해 들어갈 때라야 비로소 발현될 수 있다. 어쩌면 이 점에서 전통적인 요가의 가르침과 현대사회의 특수성은 구조적으로 상충한다고 할 수 있다.

그러나 이러한 사실이 더 이상 요가의 가르침이 필요하지 않게 되었다는 것을 의미하지는 않는다. 많은 현대인이 물질적 풍요에도 불구하고 정신적인 빈곤감을 호소한다. 외부적·감각적 쾌락의 추구를 통해 그것을 해소해보려고 시도하지만 오히려 더욱 깊은 공허감에 봉착하고 만다.

이러한 상황에서 정신성의 회복을 역설하는 요가의 가르침은 더욱 절실히 요청된다고 할 수 있다. 어쩌면 물질적 조건으로 환원될 수 없는 정신성에 대한 추구는 시대를 뛰어넘는 인간의 보편적 본성일 수 있다. 물론 현대사회의 특수성을 무시하고서 요가 수행 문화의 가능성을 논의할 수 없다. 그러나 요가의 가르침에 내포된 몇몇 측면은 현대사회의 특수성을 뛰어넘는 보편성을 지닌다고 할 수 있다.

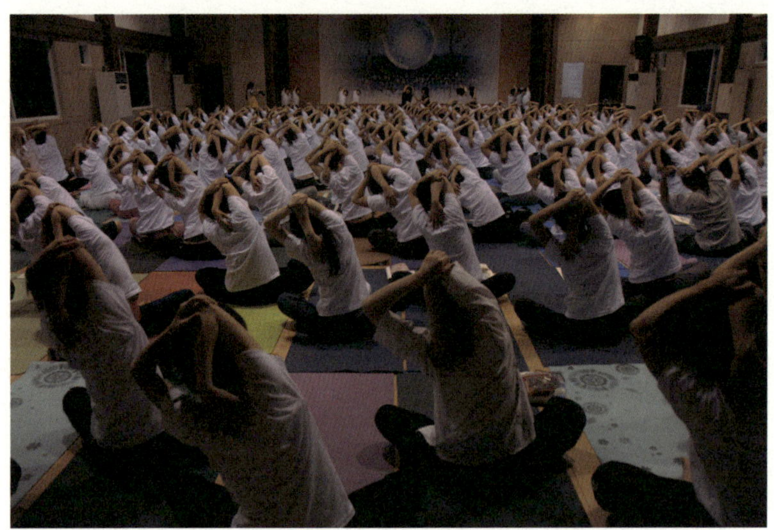

오늘날 대중화된 요가를 통하여 많은 사람들이 건강과 미용에 도움을 받고 있다.

본고는 현대사회에서 요가 수행 문화의 가능성을 모색하는 데 목적을 둔다. 이것을 위해 필자는 문화 현상으로서의 요가에서부터 실마리를 풀어나가고자 한다. 요가의 실천은 개인적이지만 사회적·문화적 배경을 배제할 수 없다. 이것은 현대사회의 특수성이 전통적인 요가의 가르침에 변형을 불러일으킬 수 있다는 것으로 연결된다.

한편 요가의 실천이 지니는 사회적 함의에 대해서는 요가의 형이상학에 대한 이해가 필요하다. 이 부분에 관해서는 고전 요가의 『요가수트라Yoga-Sūtra』를 중심으로 정신성으로서의 푸루샤puruṣa와 물질적 조건으로서의 프라크리티prakṛti라는 이원론이 지니는 철학적 의의에 대해 고찰해보고자 한다. 또한 본고의 후반부에서는 고전 요가의 실천법과 초기불교의 그것을 비교하고자 한다. 이들에 대한 비교는 요가의 이론과 실천이 지닐 수 있는 명암을 분명히 하여, 요가 수행 문화의 현대적 가능성을 더욱 구체화하는 데 활용될 수 있을 것이다.

2. 문화로서의 요가

문화란 '진리를 구하고 끊임없이 진보·향상하려는 인간의 정신적 활동, 또는 그에 따른 정신적·물리적인 성과'로서 학문·예술·종교·도덕 따위를 가리킨다.[1] 다소 투박한 정의이지만 이것을 통해 요가 또한 문화라는 개념과 내용적으로 유사하며 문화 현상 일반에 속한다는 사실을 생각해볼 수 있다. 널리 알려져 있듯이 『요가수트라』에는 팔지칙aṣṭāṅga이라는 일련의 실천적 단계들이 제시된다. 팔지칙은 윤리적·신체적·심리적 수행을 망라하는 것으로 학문·종교·도덕 등으로 일컬어질 수 있는 여러 측면을 망라한다. 요가 역시 문화라는 개념과 마찬가지로 포괄적인 내용을 지니며, 끊임없이 진보·향상하려는 정신적·물질적 성과의 일종으로 규정할 수 있다.

사실 문화라는 개념은 간단하지 않다. 이와 관련하여 175가지에 이르는 문화 개념이 언급·비교된 적이 있고, 또한 "문화란 영어에서 가장 복잡한 두세 가지 단어 중 하나이다."라고 지적되기도 했다.[2] 심지어 문화란 이 용어를 사용하는 사람들의 수만큼이나 많은 의미를 가진다고도 했다.[3] 이러한 다의성 역시 요가가 보여준 그간의 모습과 유사하다. 시대별로 요가는 3단계로 구분될 수 있다. 『요가수트라』에 근거한 고전 요가Classical-Yoga와 그 이전 및 이후의 시기에 유행했던 Pre-Classical-Yoga, Post-Classical-Yoga가 그것이다. 이들은 형이상학적 배경도 다를 뿐만 아니라 실천적 측면에서도 현격한 차이를 보인다. 특히 Post-Classical-Yoga에 속한 탄트리즘Tantrism은 늘 소수의 분파들로 갈라졌으며 상호간에 배타적이었고 심지어 적대적이기도 했다.[4] 그럼에도 요가라는 명칭은 그들 모두를 한데 아우르는 데 부족함이 없다.

부르크하르트Jakob Burkhardt는 문화를 종교 및 국가로부터 구분되는 비권위주의적인nonauthoritarian 무엇으로 규정한다.[5] 그에 따르면 문화란 "물질생활의 향상 또는 정신적·도덕적 생활의 한 표현으로서 자연적으로spontaneously 일어난 모든 것의 총칭이며 온갖 사회적 교류, 기술, 예술, 문학, 과학 등이 다 그것이다." 이와 같은 비권위주의적·자발적 특성은 문화라는 개념이 지닌 다의적인 측면의 한 원인으로 간주될 수 있을 것이다. 바로 이러한 방식으로 요가 또한 5,000년이라는 장구한 세월에 걸쳐 분화와 발전을 거듭해왔다. 전승의 과정에서 나타난 비권위주의적·자발적 특성은 요가가 지닌 본래적 측면의 하나이다. 현대에 이르러서도 요가는 국가 권력이나 종교로부터 일정한 거리를 유지하면서 계승되고 있다.

리처드 니버Richhard Niebuhr 또한 문화의 '본질'에 대해 정의하기란 쉽지 않다고 고백한다. 그러나 그는 문화라는 개념이 지닌 주요 특징에 대해서는 다음과 같이 기술할 수 있다고 주장한다.[6]

첫째, 문화란 인간생활에 복잡한 양상으로 얽혀 있으며 언제든지 사회적 성격을 지닌다.

둘째, 문화라는 선물은 인간이 성취한 결과이며 그것을 받는 사람의 편에서 애쓰지 않고서는 결코 주어지지 않는다.

셋째, 인간의 성취란 모두 어떠한 목적을 위해 의도된 것이며 성취 결과로서의 문화란 가치의 세계이다.

넷째, 모든 문화는 다원주의적 특징을 지향하며 문화가 추구하는 가치는 단 하나가 아니다.

이러한 니버의 언급은 문화적 현상으로서의 요가가 지니는 세부적 측면들에 대해 보다 구체적인 생각을 가능하게 한다. 개인은 각자의 방법대로 요가를 실천할 수 있고 또한 요가의 특정 요소를 임의로 변경할 수도 있다. 이 점은 요가의 실천이 개인의 신체적·정신적 특수성을 반영한다는 사실과 무관하지 않다.[7] 그러나 요가의 전통은 각각의 분파들이 속한 시대적·지역적 특성과 환경을 반영하면서 고유의 색채를 분명히 하였고, 또한 서로 간에 영향을 주고받으면서 오늘날에 이르고 있다. 이 점에서 요가가 지닌 사회성을 부정할 수 없다. 요가의 실천은 개인적이었다고 할 수 있지만 그것의 드러난 양상은 늘 사회적이었다.

요가는 '인간의 성취' 결과이다. 이것은 니버가 기술한 문화의 두 번째 특징에 해당하는 것으로, 저절로 주어지는 '자연의 선물'과 뚜렷이 구분된다. 요가는 노력과 학습을 통해서만 얻을 수 있으며 노력 없이는 결코 성취되지 않는다. 이러한 사실은 요가의 어원에서부터 분명히 드러난다. 요가란 소나 말을 고삐로 제어하는 것처럼 인간의 감관을 제어한다는 의미를 담고 있다.[8] '제어의 방법'으로서

의 요가는 부단한 노력과 실천을 의미한다. 이 점에서 현대 요가학
자들이 요가의 정의와 관련하여 '인위성, 적극성, 변화의 추구'와 같
은 특징을 언급한다는 사실은 주목할 만하다.[9] 요가는 의식적인 실
천에 의해 계승되어왔다. 이러한 노력은 세대에 걸쳐 누적되어 왔으
며, 그러한 노력의 흔적들은 방대한 요가 문헌들에 그대로 남아 있다.

또한 다양한 요가의 흐름은 가치의 실현이라는 일관된 목적을
지닌다. 이 점은 니버가 언급한 문화의 세 번째 특징에 해당한다. 인
도철학사에 등장했던 각각의 학파 혹은 종파들은 해탈moksa이라는
이상을 실현하기 위한 수단으로 요가라는 개념을 공유하였다.[10] 그
러나 그들이 실천했던 요가는 다양한 형태로 나타났다. 예컨대 초
기불교나 베단타Vedānta처럼
업과 윤회를 심리적 관점에
서 해명해들어간 학파에서는
지혜의 요가jñāna-yoga에 비중
을 두는 경향이 있다. 반면
에 자이나교Jainism와 미망사
Mīmāṃsā처럼 실재론적 입장
에서 접근해들어간 학파에서
는 행위의 요가karma-yoga에
치중하였고, 유신론적 업 해
석을 고수했던 학파들에서는
신애의 요가bhakti-yoga를 강조
하는 방향으로 나아갔다. 그

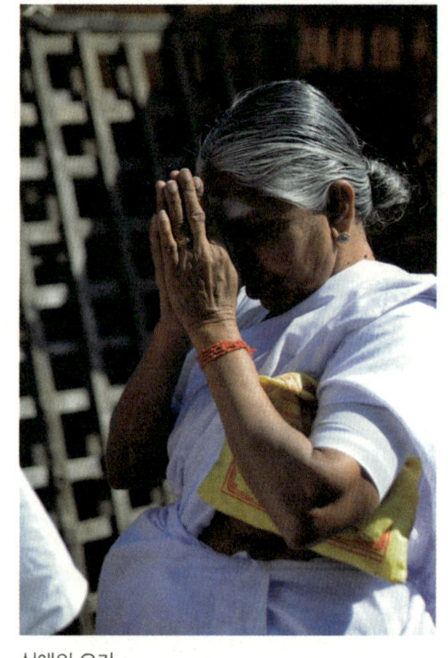

신애의 요가.
기도도 중요한 요가 행위 가운데 하나이다.

렇지만 이러한 차이에도 불구하고 그들 모두에게서 요가는 해탈이라는 이상을 발현시키기 위한 실천적 수단이었다는 사실에 변함이 없다.

이상과 같은 논의는 니버가 언급한 문화의 네 번째 특징인 다원주의로 자연스럽게 귀결된다. 문화란 무엇인가를 성취하려는 시도이며, 그 동력은 개인 및 개인이 속한 집단의 성격에 따라 다르다. 모든 개인은 각자의 특수한 주장과 취미를 가지며 육신, 마음, 자기, 타인, 자연 혹은 초자연적 존재에 대한 관심 등 복잡다단한 욕구를 지닌다. 이 점에서 문화가 실현하려는 가치는 하나일 수 없다. 이러한 사실은 다양한 갈래로 등장했던 요가의 분파들에도 그대로 해당된다. 그간의 역사를 통해 요가는 다수의 전통을 형성하면서 오늘에 이르고 있으며, 이러한 양상은 다원주의적 요가라는 독특한 양상을 이룬다고 할 수 있다. 또한 이와 같은 다원주의적 요가의 흐름은 사회 전체를 이끌어가는 무수한 가치들의 한 측면으로 간주될 수 있을 것이다.

3. 현대사회에 대한 진단

기존의 연구에서 필자는 현대사회에 대한 불교적 관점에서의 진단을 시도한 적이 있다.[11] 이러한 진단은 요가라는 관점에도 통용될 수 있을 것이다.

우선적으로 살펴보아야 할 사항은 신자유주의라는 흐름이다. 이것은 개인적인 의지와 무관하게 현대인의 삶을 조건 짓는다.

다음으로는 이것을 반영하는 소비주의의 양태이다. 우리는 자유로운 의사에 따라 생산과 소비에 참여하는 것 같지만 큰 맥락에서 볼 때 신자유주의적 소비주의의 영향 아래에 놓인다. 이러한 양상은 우리의 선택 범위를 넘어 우리 스스로를 외부적으로 강제한다. 이러한 사실에 대한 반성은 현대사회에서 개개인이 추구하는 가치와 행복에 관한 문제로까지 자연스럽게 논의의 범위를 확대시킬 수 있다.

신자유주의新自由主義, neoliberalism란 1970년대부터 부각되기 시작한 경제적 자유주의 중 하나이다.[12] 이것은 국가권력의 개입 증대라는 현대 복지 국가의 경향에 반대하여 경제적 자유방임주의 원리의 현대적 부활을 지향하는 사상적 경향으로 규정할 수 있다. 신자유주의 체제에 대해서는 여러 측면에서의 논의가 가능하지만 가장 큰 특징은 세계화에서 찾을 수 있다.[13] 신자유주의 이전까지의 기업들은 대체로 자국 내 몇몇 기업들과 경쟁하면서 어렵지 않게 생존해 나갈 수 있었다. 그러나 신자유주의는 국가 간의 장벽을 허물어 자국에서도 세계적인 기업들과 경쟁해야 하는 상황을 초래하였다. 기업 간의 경쟁은 우선 낮아진 상품 가격으로 나타났다. 이것은 소비를 증진하고 자금의 흐름을 원활히 하는 효과로 이어졌다. 또한 이러한 효과는 기업의 투자 조건을 유리하게 만들어주었다. 이러한 방식으로 신자유주의는 소비와 투자가 동시에 늘어나는 선순환의 세계 경제를 주도한 것으로 평가되곤 한다.

그러나 신자유주의는 모든 영역에서 시장적 가치를 강요한다. 그 결과 불평등을 정당화하는 경향을 지니며, 경쟁에 취약한 대다수 서민들의 삶을 더욱 열악하게 만든다는 지적이 대두되고 있다.[14] 실제로 신자유주의자들이 시행한 정책들은 양극화 현상을 심화시키는 결과를 보여주고 있다.[15] 시장의 원리는 경쟁력이 약한 소규모 기업들을 급속도로 도태시키는 결과를 초래한다. 또한 거대 자본을 소유한 극소수의 대기업이 전체 시장을 독점하도록 만드는 역기능을 야기한다. 나아가 경쟁력을 지니지 못하는 정책적 대안이나 조처들을 용납하지 않는다. 경쟁력을 명분으로 공공의 이익을 위한 관습이나 제도적 장치들이 사적인 영역으로 전환되도록 강요한다. 따라서 이 체제는 전통적인 공동체를 파괴한다는 비판을 불러일으키고 있다.

신자유주의가 지니는 문제점에 관한 더 이상의 세부적 논의는 본고의 성격을 벗어난다. 다만 여기에서는 이러한 문제점이 현대인의 소비 문화 및 요가의 실천 양상에 영향을 미칠 수 있다는 사실에 초점을 모은다.

그렇다면 우선 신자유주의 아래에서 소비의 문제는 과연 어떠한가. 오늘날의 소비 문화가 개개인의 증대된 소득과 낮아진 상품 가격에 맞물려 형성되었다는 사실은 부정할 수 없다. 대부분의 노동자들이 과거에는 생각하지도 못했을 제품들을 어렵지 않게 구매할 수 있다. 또한 대중교육의 확산은 상류층의 문화적 독점을 붕괴시켰고 계층을 뛰어넘는 다양한 소비 욕구를 증대시켰다. 또한 이러한 분위기는 개인주의적 사고방식과 결합하여 자유로운 선택에 의

한 구매 활동을 합리화하거나 부추긴다. 한편 거대 자본에 의해 조종되는 대중 매체는 개개인의 소비 욕구를 자극하는 수단으로 기능하면서 신자유주의적 소비주의의 확대와 재생산에서 큰 역할을 담당한다.[16]

오늘날의 소비문화에 대해서는 비판론과 옹호론이 공존할 수 있다. 그러나 오늘날 대부분의 현대인이 왜곡된 소비풍조의 영향 아래 놓여 있다는

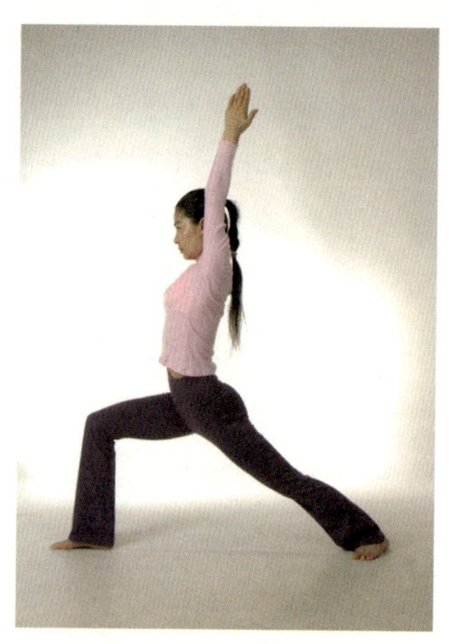

신자유주의는 현대인의 소비 문화 및 요가의 실천 양상에 영향을 미칠 수 있다.

사실만큼은 부인할 수 없다. 예컨대 많은 사람들이 실제 필요에 의해서가 아니라 감정적 동요와 충동 그리고 이것을 부추기는 외부적 요인들에 의해 소비활동에 나선다. 특히 거대 자본에 의해 통제되는 대중 매체는 소비 활동 자체를 행복과 자유 그리고 자기 실현과 동일시하도록 유도한다.[17] 또한 이것에 현혹된 소비자는 소비 활동을 통해 스스로의 주체성이 확보된다고 오인한다. 그러나 이것은 절망과 권태로 이어지는 괴로움의 원인이 될 뿐이다. 이와 같은 왜곡된 소비문화의 영향 아래에서 추구하는 행복과 가치는 전도된 환상에 불과하다.[18]

요가의 실천 양상 또한 이러한 분위기에 상당한 영향을 받는다. 1990년대 이후 요가는 급속도로 대중화, 상업화, 의료화의 길을 걷

고 있다. 대체 의학의 심신요법으로 받아들여지고 있는 요가와 명상은 다양한 심신 치유 프로그램의 형태로 나타나고 있다.[19] 요가 시장에서도 인도의 전통적인 방법만이 선호되는 것은 아니며, 현대인의 욕구와 필요를 적절하게 충족시키는 방법들이 새롭게 모색되면서 현대 요가의 새로운 흐름을 이끌고 있다. 이러한 양상은 많은 대중들로 하여금 요가의 가르침에 보다 쉽게 접근할 수 있도록 해 주었다는 점에서 일단의 긍정적 평가가 가능하다. 그러나 이것이 초래한 부정적 측면들 또한 결코 간과할 수 없다. 먼저 요가 자체가 신자유주의의 흐름이 강요하는 경쟁의 잣대를 피해나갈 수 없게 되었다. 이러한 상황에서 거대 자본과 결탁한 몇몇 프로그램들만이 살아남고 그렇지 못한 대다수 전통들은 뒷전으로 물러나는 사태가 예견되고 있다.

　　신자유주의의 색채를 띤 요가는 급속히 상품화되는 추세를 겪고 있다. 상품화된 요가는 전인적 가르침이라는 본래의 성격을 상실하게 된다. 경제성과 효용성에 매달려 가시적인 효과에만 집착하는 처지에 놓일 수밖에 없다. 이러한 양상은 요가 자체가 왜곡된 소비주의에 일조하는 사태로까지 이어질 수 있다. 광고에 등장하는 늘씬한 요가 모델들은 요가라는 상품의 구매욕을 충동질하기 위해 조작된 이미지일 뿐 현실과는 거리가 멀다. 이것에 현혹된 상태에서 접하는 요가는 그 자체가 전도된 환상일 수 있다. 돈벌이를 위한 요가 프로그램들은 어디까지나 상품으로 존재한다. 시장에 출하된 상품들은 소비자를 유혹하기 위한 갖가지 방법으로 포장된다. 그러한 와중에 오랜 역사의 검증된 방법들은 차츰 도외시되고 구매 심리를

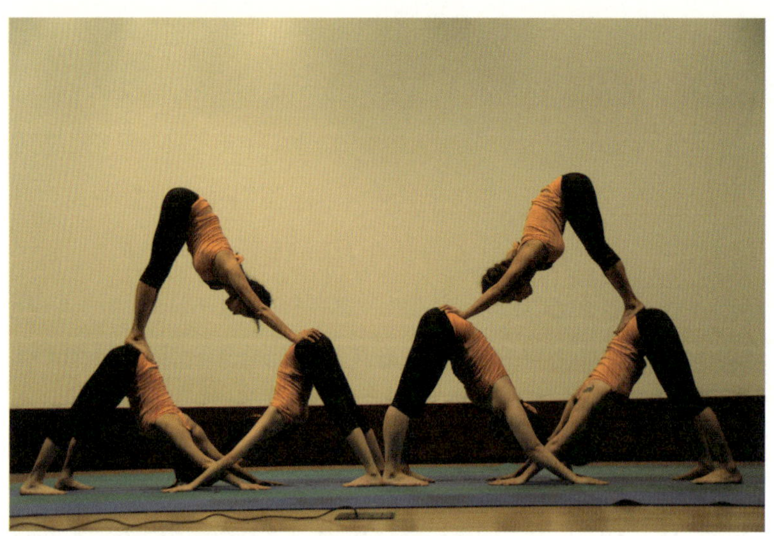

신자유주의의 색채를 띤 요가는 급속히 상품화되는 추세를 겪고 있다.

자극하는 과시적·기교적 방법들만이 활개를 치게 된다. 이렇게 해서 해방을 위한 가르침으로서의 요가가 세속적 욕망의 굴레를 덧씌우는 족쇄로 변질되어가고 있다.

전통적으로 요가의 가르침에서 탐내지 않음aparigraha이라든가 청정śauca, 만족saṁtoṣa 등은 간과할 수 없는 실천적 덕목이다. 특히 『요가수트라』에서는 탐내지 않음의 계행이 확립되면 전생前生의 상태janma-kathaṁtā를 알 수 있다고 하였고,[20] 만족의 권계를 지키면 천상이나 지상의 행복과는 비교할 수 없는 무상의 즐거움을 얻게 된다고 역설한다.[21]

그러나 오늘날과 같은 분위기에서 이러한 가르침이 제대로 받아들여지기란 거의 불가능해 보인다. 신자유주의적 경쟁의 논리는 불만족과 결핍의 상태를 오히려 더 옹호하고 합리화하는 경향이 있다.

더욱 많은 소비자를 끌어들이기 위해서는 기존의 방법에 만족하지 말아야 한다고 부추긴다. 기상천외한 새로운 기법의 개발만이 상품성과 경쟁력을 담보할 수 있다고 충동질한다. 바로 그것만이 무한 경쟁의 시장에서 살아남을 수 있는 원동력이 될 수 있다는 것이다.

4. 요가 실천의 사회적 함의

　요가라는 관점에서 신자유주의에 대한 대응은 어떻게 모색될 수 있을까. 혹은 이러한 체제 아래 요가의 실천이 지닐 수 있는 사회적 함의는 과연 어떠한가. 이에 관해서는 요가의 다양한 분파들만큼 많은 갈래의 답변이 시도될 수 있을 것이다. 본고는 효과적인 논지 전개를 위해『요가수트라』에 일단의 초점을 모으고자 한다. 이것을 바탕으로 고전 요가의 실천론이 지니는 고유의 측면에 대한 이해를 심화하고, 또한 여기에 내포된 사회적 가능성에 대해 고찰해보고자 한다. 이러한 시도는 추후 고전 요가 이외의 다양한 가르침들에도 확대·적용될 수 있을 것이다.

　『요가수트라』에 따르면 참된 자아이자 주체인 푸루샤purusa는 어떠한 외부적 여건과도 동일시될 수 없다. 이것은 결코 대상화될 수 없는 순수 의식적 존재이며 방관자draṣṭṛ로서의 의미를 지닌다.[22] 괴로움이란 이러한 방관자로서의 푸루샤를 망각하고서 프라크리티prakṛti라는 물질적·외부적 조건에 함몰되어 스스로의 정체성을 망각해버린 데 원인이 있다. 이것을 신자유주의라는 사회적 차원에 적용시키면 앞에서 언급했던 왜곡된 소비 문화에 현혹된 자아가 바로 여기에 해당한다. 이러한 상태에 처한 개인은 스스로의 주체성을 망각하고서 자기 자신을 상품의 이미지와 동일시한다. 그리고 소비 행위를 통해 자신의 의미를 찾고자 한다. 이것이야말로 신자유주의적 소비주의의 영향 아래에서 전개되는 무지無知의 양상일 것이다.

푸루샤에 대응하는 물질적 실재인 프라크리티는 현상계의 질료적 원인upādāna-kāraṇa으로서 무한한 창조적 힘śakti을 지닌다. 프라크리티에 의한 현상계는 끊임없는 진화pariṇāma와 해체pralaya의 과정을 겪는다. 진화란 프라크리티로부터 일체의 현상이 전개되는 과정이며 해체란 프라크리티 원래의 상태로 돌아가는 것을 의미한다. 진화는 푸루샤의 향수bhoga를 위한 목적성을 지니며 해체는 푸루샤의 해방apavarga을 위한 과정이다. 마치 철이 자석에 이끌리듯 프라크리티는 푸루샤의 향수를 위해 스스로를 전개시켜나간다. 이것은 소비자를 유혹하기 위해 급속도로 진화해나가는 상품의 변모 과정에 해당한다고 할 수 있다. 진화의 목적은 어디까지나 푸루샤 즉 소비자의 향수를 위해서이다. 그런데 그 결과는 푸루샤의 자기 망각 혹은 프라크리티와의 동일시이다. 이렇게 해서 특정 상품과 동일시되는 자기 망각의 상태가 완결된다.

왜곡된 소비주의 혹은 현혹된 자아의 상태로부터 벗어나는 과정은 스스로에 대한 자각으로부터 출발할 수밖에 없다. 상품의 이미지는 구매자의 힘과 명성과 성공을 상징한다. 어떤 상품을 입고 타고 쓰느냐로 그 사람의 인격마저 평가되는 상황이 발생한다. 이러한 미혹의 상황에서 벗어나기 위해서는 소비활동으로부터 분리된 인격적 주체에 대한 자각이 필요하다. 푸루샤의 독존을 자각하는 식별지識別知, viveka-khyātir를 여기에 적용할 수 있다. 고전 요가에서는 이것을 통해 프라크리티가 야기한 현상계와의 동일시를 벗어날 수 있다고 가르친다.[23] 사실 푸루샤는 본래부터 프라크리티와 다른 초월적 존재이다. 다만 전변을 거듭하는 와중에 푸루샤의 독존을 망각하는 상태가 발생했을 뿐이다. 프라크리티의 유혹과 속박을 벗어나기 위해서는 푸루샤가 본래부터 초월적이라는 인식이 절대적이다.

고전 요가의 실천론은 삼매라는 내면의 평정을 통해 식별지를 발현시키는 방법론적 절차를 취한다. 현혹된 자아의 상태에서는 식별지가 발현되지 않는다. 일단은 프라크리티에 부화뇌동하여 날뛰는 마음의 동요citta-vṛtti를 가라앉히는 것이 급선무이다.[24] 이러한 내면의 안정을 발판으로 현혹된 자아의 상태에 대한 반성으로 나갈 수 있다. 그러나 지적인 견해darśana는 해탈의 원인이 될 수 없다고 설명된다.[25] 식별지는 단순한 지식의 누적을 통해 생겨나는 것이 아니기 때문이다. 이것은 일체의 지적 견해가 소멸할 때 일어나는 초이성적 성격의 것이다. 이 점은 소비주의에 현혹된 상태를 벗어나는 과정이 그다지 수월하지 않다는 사실과 맞물린다. 특정 상품이 발산해내는 이미지에 지배당하지 않기 위해서는 그것을 통한 과시의 욕구를 다스릴 수 있는 성숙한 지성이 요구된다. 단순한 이론적 지식만으로는 그때그때의 감정과 충동에 휩쓸리게 된다.

『요가수트라』에서는 마음의 동요를 제거하는 방법으로 실천 수

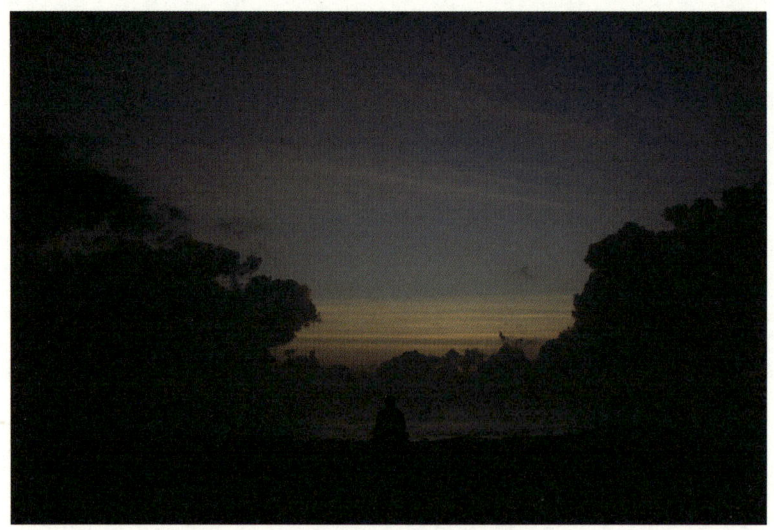

내면의 안정을 발판으로 현혹된 자아의 상태에 대한 반성으로 나갈 수 있다.

행abhyāsa과 욕망의 포기vairāgyābhya를 제시한다.[26] 실천 수행이란 팔지칙aṣṭāṅga을 포함하는 것으로 오랜 시간에 걸쳐서 쉬지 않고 반복되어야 하는 것으로 설명된다.[27] 한편 욕망의 포기란 일체의 현상에 대해 집착을 하지 않는 것을 가리킨다.[28] 사실 실천 수행을 통한 집중의 과정과 욕망의 포기는 별개의 내용이 아니다. 집중을 이루어가는 과정이 곧 욕망의 포기로 통하기 때문이다. 그러나 『요가수트라』의 전반적인 분위기는 실천 수행의 측면에 더 많은 비중을 둔다. 이 점에서 고전 요가는 이론적 측면에 치중된 모습을 보이는 자매 학파 상키야Sāṅkhya와 차별성을 지닌다고 할 수 있다. 이러한 배경에서 『요가수트라』는 육체와 정신을 아우르는 원만하고 체계적인 수행을 강조한다. 그것만이 욕망에 지배되지 않는 성숙된 인격으로 이끌어줄 수 있다고 본다.

　물론 식별지를 얻기 위한 요가의 여정과 왜곡된 소비주의로부터 벗어나는 과정이 완전히 동일할 수는 없다. 특히 후자의 과정은 신자유주의의 영향 아래에 살아가는 사람들에게만 해당된다. 한편 소비주의에 현혹된 자아의 상태가 개인의 삶 전체를 커버하는 것인지에 대해서도 논의가 필요하다. 또한 설령 그러한 상태를 벗어났다고 하더라도 곧바로 이상적인 삶이 보장된다고 볼 수도 없다. 예컨대 경제적 무능으로 소비주의의 유혹으로부터 불가피하게 거리를 두고 살아갈 수밖에 없는 사람들이 있을 수 있다. 더구나 그러한 현혹된 상태로부터 벗어나는 과정에 반드시 요가의 팔지칙이 동원되어야 할 이유도 없어 보인다. 거기에는 건전한 소비습관을 길들이기 위한 학습과 계몽이 더 효과적일 수 있다. 따라서 이상에서 기술한 내용은 다분히 은유적인 것으로 실제 상황과는 거리가 있을 수 있다.

　그러나 이 점을 감안하더라도 고전 요가의 이원론적 형이상학이 지니는 의의는 충분히 곱씹을 만하다. 푸루샤와 프라크리티라는 두 개념은 시대적 배경과 상관없이 육체와 정신을 지닌 모든 인간 존재에 대해 효과적인 이해와 분석의 수단이 될 수 있다. 이것은 외부적 조건으로 환원될 수 없는 정신성의 자각을 일깨운다. 이러한 정신성의 자각은 물질적 조건에 휩쓸리기 쉬운 현대적 삶에 전면적인 반성의 계기를 가져다 줄 수 있다. 특히 이상에서 언급했듯이 식별지의 발현을 위한 여정은 왜곡된 소비주의의 대안 모색에 충분히 참고가 될 수 있다. 외부적·객관적 존재로서의 삶과 주체적·초월적 존재로서의 가능성이 공존하는 한에서 고전 요가의 이원론적 가르침은 지속적으로 유효하다고 할 수 있다.

　팔지칙의 경우는 어떠한가. 현대사회의 특수성을 인정하더라도 금계yama와 권계niyama라는 윤리적 실천은 여전히 필요하다. 오히려 무절제한 감각적 쾌락에 노출되기 쉬운 현대인이야말로 금계와 권계의 실천이 가져올 수 있는 이로움에 대한 인식이 더욱 필요하다. 또한 감관에 대한 통제의 필요성이 존재하는 한에서 좌법āsana과 조식prāṇāyāma과 제감pratyāhāra의 실천 역시 지속적으로 요구된다. 특히 이들은 외모를 중요시하는 현대인의 경향에 자연스럽게 부합한다. 아울러 집중dhāraṇā과 선정dhyāna과 삼매samādhi의 심리적 실천 또한 정신적 동요와 방황을 가라앉히기 위한 효과적 수단으로 남는다. 많은 현대인이 스트레스성 질환과 같은 내면의 괴로움에 짓눌려 있으며, 이것으로 인한 중압감은 날이 갈수록 확산되는 추세이다.

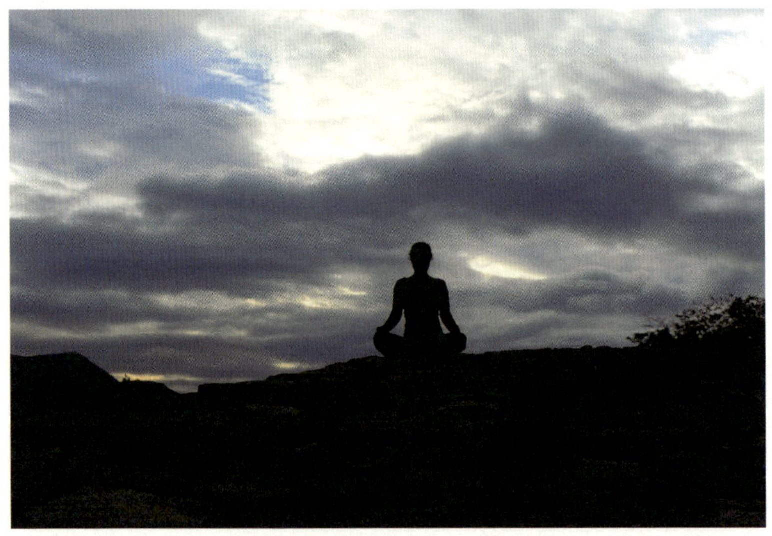

선정과 삼매는 내부적 갈등과 번민을 잠재우는 직접적인 수단이 될 수 있다.

선정과 삼매는 이와 같은 내부적 갈등과 번민을 잠재우는 직접적인 수단이 될 수 있다.

이상과 같은 방식으로 고전 요가는 신자유주의 체제 아래 살아가는 현대인에게 많은 도움이 될 수 있다. 물론 요가를 통해 외부세계에 대한 혁명적 변화를 유도해내기란 쉽지 않다. 푸루샤의 입장에서 프라크리티에 대해 취할 수 있는 유일한 대응이란 관조자로 남아 지켜보는 것이다. 따라서 요가를 통해 사회의 변화를 적극적으로 끌어내기란 애초부터 한계를 지닌다. 사실 요가에서 바라보는 외부세계는 어디까지나 관조의 대상이지 투쟁하거나 맞서 싸워야 할 장소가 아니다. 그러나 이 점을 인정하더라도 요가의 관조적 태도는 나름의 긍정성을 지닌다. 이것은 내면의 탐욕을 절제하지 못한 채 사회구조의 변혁을 부르짖는 섣부른 몸짓들에 비해 훨씬 더 많은 영향력을 발휘할 수 있다. 사회구조의 변혁을 꾀해왔던 진보적 움직임들이 이러한 문제로 인해 자신과 주변을 오히려 혼탁하게 만든 사례는 그다지 어렵지 않게 목격되곤 한다.

요가는 내면으로부터 시작되는 변화를 통해 사회 전체의 변화를 유도한다. 요가의 실천은 어느 누구와도 대체되거나 환원될 수 없는 절대적 타자로서의 개개인에 초점을 맞춘다. 사회란 결국 그들이 모여 이루어지며, 그러한 이유에서 그들 각각이 이루어내는 내적 변화는 어떠한 방식으로든 사회 전체에 영향을 미친다. 물론 개인적인 해탈이 곧바로 사회적 차원의 해탈이 될 수는 없다. 또한 요가가 가르치는 관조적 태도가 사회적 현안으로부터 멀어지거나 혹은 그것을 회피하게 만들 위험성도 간과해서는 안 된다. 그러나 정직satya

이라든가 불살생ahiṁsā, 탐내지 않음aparigraha 따위의 대서계大誓戒, mahāvrata에 바탕을 둔 지혜prajñā의 개발은 이러한 취약점과 위험성을 적절히 보완해줄 수 있을 것이다.

400년에 걸친 대영제국의 식민통치를 종식시킨 마하트마 간디 Mahātma Gandhi, 1869-1948는 내면으로부터 시작되는 변혁이 사회 전체의 변화로 이어질 수 있다는 성공적 사례를 제공한다.[29] 그는 사회적·정치적 실천에 불살생이라든가 정직, 청정 따위가 접목될 수 있다는 가능성을 보여주었다. 절대적 타자로서의 푸루샤는 객관적 존재들로서의 '우리'의 영혼을 의미하지 않는다. 이것은 오로지 홀로 존재하는 실존적 주체로서의 '나'를 가리킨다. 이러한 방식으로 요가의 가르침은 누구와도 대체될 수 없는 '나' 자신에 대해 직접적인 영향력을 발휘할 수 있다. 사회적 차원에서 있을 수 있는 모든 유형의 실천적 움직임 또한 바로 이러한 '나'를 중심으로 생각할 수밖에 없다. 이 점에서 요가의 실천이 지닐 수 있는 사회적 함의는 결코 적지 않다.

5. 초기불교 수행과의 비교

여기에서는 초기불교와의 비교를 통해 고전 요가의 실천론이 지니는 독자적 측면을 살펴보기로 한다. 이것을 통해 고전 요가의 실천·수행에 내포된 장점과 단점을 더욱 구체적으로 드러내 보이고자 한다. 초기불교와 고전 요가의 수행 전통은 오늘날에 이르기까지 계승되고 있다. 이들은 서로 경쟁적인 관계에 있었지만 긴밀한 영향을 주고받았던 것이 사실이다. 각자의 실천론에서 나타나는 장·단점에 대한 비교는 예전과 다른 환경에 속한 현대적 수행 문화의 모색에 참고가 될 것이다.

『요가수트라』는 요가에 대한 정의로부터 시작된다. 초기불교와 대비되는 고유의 측면이 바로 여기에서부터 두드러진다고 할 수 있다. "요가란 마음의 동요를 없애는 것yogaś-citta-vṛtti-nirodhaḥ"이라는 정의는 고전 요가의 일차적 관심사가 내부의 평온에 있음을 나타낸다. 사실 내면의 평온에 대한 추구는 고전 요가 이전부터 확립되어 내려온 뿌리 깊은 전통에 속한다. 초기불교에서는 이렇듯 내부의 동요를 가라앉힌 평온의 상태를 일컬어 사마타samatha로 표현한다. 이러한 사마타의 실천은 들뜨거나 흥분된 상태를 가라앉히기 위한 여러 기법을 포함한다. 좌법āsana, 조식prāṇāyāma, 제감pratyāhāra 등은 사마타를 얻기 위한 예비적 테크닉에 해당한다. 한편 집중dhāraṇā과 선정dhyāna과 삼매samādhi 등은 본격적인 사마타의 영역에 속한다. 이러한 사마타는 정신적인 향상을 위한 첫 걸음에 해당한다고 할 수 있다. 감정적 동요와 흥분을 다스려야만 현실에 대한 올바른 인식과 대처가 가능하기 때문이다.

초기불교가 발생할 무렵의 요가는 대체로 사마타에 초점을 모았던 듯하다. 출가 직후 붓다Buddha는 사마타 위주의 요가를 접했다.[30] 그러나 그는 사마타를 통해 얻어진 평온과 고요가 영구적이지 않다는 발견을 하게 된다. 한때 고요해진 마음이라도 내·외의 여건

이 변화하면 달라질 수 있
다는 사실을 깨달은 것이
다. 그리하여 지혜paññā를
통해 사물의 본질을 통찰
하는 방법을 고안해낸다.
있는 그대로yathābhūta를 관
찰하도록 유도하는 비팟
사나vipassanā가 그것이다.
비팟사나는 모든 현상의
본래적 특성을 확인함으
로써 탐욕도 분노도 불필
요하다는 사실을 자각하
도록 유도하는 전략을 취

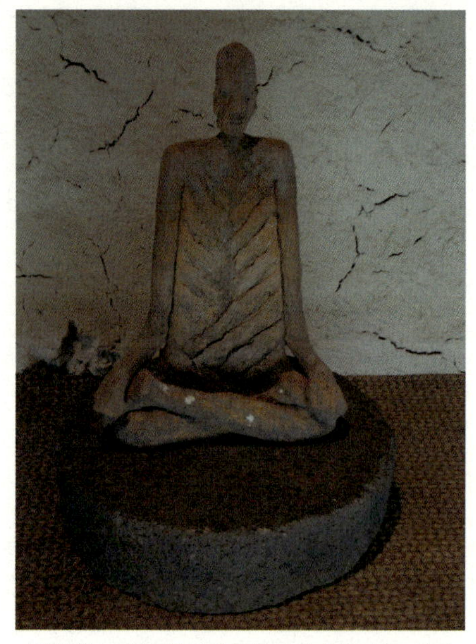

비팟사나는 모든 현상의 본래적 특성을 확인함으로써 탐
욕도 분노도 불필요하다는 사실을 자각하도록 유도한다.

한다. 있는 그대로의 현실을 인정하게 하여 탐냄lobha · 성냄doṣa · 어리
석음moha으로 대변되는 부정적 심리로부터 자연스럽게 벗어나도록
한다.

초기불교의 실천은 사마타와 비팟사나가 결합된 형태를 취한
다.[31] 이들의 동시적 실천은 일시적인 안정을 영속적인 것으로 확고
히 해줄 수 있었다. 이러한 새로운 실천 방식은 이후 다른 종파의 수
행에 큰 영향을 미치게 된다. 사실 기원후 4세기 무렵에 정착된 고
전 요가도 예외가 아니다.[32] 앞서 언급했던 요가의 정의는 고전 요
가의 전반적 분위기가 사마타에 비중을 둔다는 사실을 의미한다.
그러나 『요가수트라』에는 더 이상 사마타에 치중하지 않는다는 사

실을 나타내는 비중 있는 개념들이 등장한다. 예컨대 관조자drastr, 홀로 머무름kaivalya, 식별지viveka-khyāti, 통찰의 지혜prajñā 따위의 용어들이 그러하다. 이들은 프라크리티와 푸루샤라는 이원론적 형이상학의 귀결로서 도출된 고전 요가 고유의 개념들이라고도 할 수 있다. 그러나 있는 그대로의 실재에 대한 직관을 바탕으로 영속적인 안정을 의도한다는 점에서 전통적인 사마타보다는 초기불교의 비팟사나에 더욱 친화적이라고 할 수 있다.

기존의 연구를 통해 필자는 사마타 혹은 선정의 실천과 관련하여 초기불교와 고전 요가를 비교한 적이 있다.[33] 거기에 따르면 초기불교와 고전 요가의 선정 체계는 많은 유사성을 지닌다. 특히『요가수트라』에는 2가지 선정 분류의 방식이 존재하는데 이들 모두는 불교의 영향을 직접적으로 수용한 것이나 혹은 그것을 보완하여 체계화한 것이라고 한다.[34] 또한『요가수트라』에서는 '미세한 생각마저 없는 선정無伺等至, nirvicāra-samāpatti'의 상태에서 진리를 간직하는 통찰의 지혜prajñā가 생긴다고 기술한다.[35] 한편 초기불교에서는 네 번째 선정第四禪의 상태에서 '번뇌를 다한 지혜漏盡智, āsavakkhayañāṇa'를 얻을 수 있다고 밝힌다.[36] 이 점은 고전 요가와 초기불교 모두에게서 선정이나 삼매라는 심리적 안정을 기반으로 통찰의 지혜가 발생한다는 입장이 공유되었음을 의미한다.

그렇다면 초기불교와 고전 요가는 동일한가. 물론 그렇지는 않다. 초기불교는 기존의 실천·수행에 비팟사나 혹은 통찰의 지혜라는 개념을 첨가함으로써 자신만의 색채를 분명히 하였다. 한편 고전 요가는 전통적인 요가적 실천법을 팔지칙의 형태로 정립하는 동시

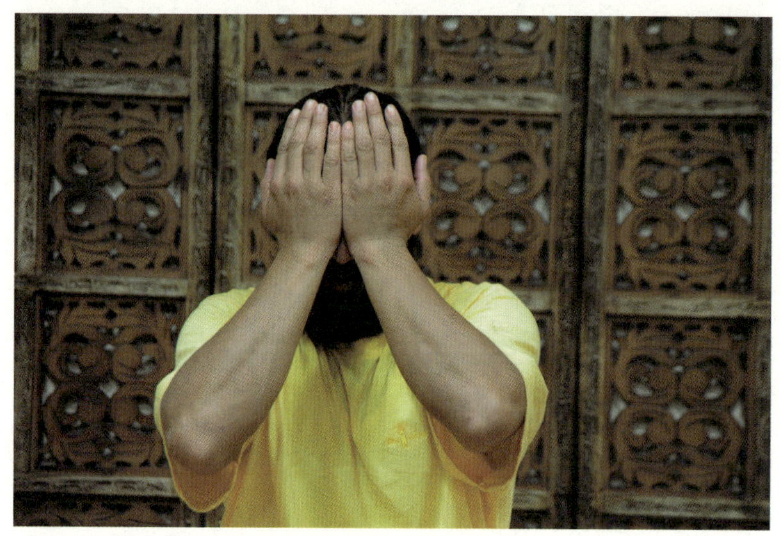
육체적인 이완은 정서적 안정을 위한 적절한 준비가 될 수 있다.

에, 식별지라든가 통찰의 지혜라는 개념을 첨가함으로써 더욱 체계적인 실천·수행을 완성했다고 할 수 있다. 앞서 언급했듯이 여기에는 초기불교의 영향이 일부 반영된다. 이러한 체계성은 고전 요가의 고유한 특징으로 간주될 수 있다. 특히 육체를 먼저 다스리고 마음을 닦는 과정으로 넘어가는 것은 상식적으로 동의할 수 있는 수행의 순서이다. 선행하는 육체적인 이완은 정서적 안정을 위한 적절한 준비가 될 수 있다.

그런데 고전 요가의 이러한 체계성이 반드시 긍정적인 것만은 아니다. 뜻밖에도 이러한 고전 요가의 체계성은 치명적 취약점으로 바뀔 수 있다. 이와 관련하여 초기불교의 실천·수행이 육체에 대한 인위적 조작을 의도적으로 배제했다는 사실에 유념할 필요가 있다.[37] 초기불교에서는 모든 현상에 대해 다만 있는 그대로 관찰할 것

을 요구한다. 그러한 와중에 내면의 감정과 정서를 왜곡 없이 지각
하게 되고, 또한 무상無常·괴로움苦·무아無我의 진리를 깨닫게 된다
고 가르친다. 이 점에서 초기불교의 실천은 좌법이라든가 조식 혹은
제감 따위의 과정을 거치는 고전 요가와 극명한 대조를 이룬다. 초
기불교에서는 육체에 대해 조작을 가하게 되면 관찰해야 할 내면의
심리가 제대로 드러나지 않는다고 본다. 그뿐만 아니라 그러한 조작
자체에 탐욕이나 분노 따위가 스며들 가능성이 있다고 가르친다.

　따라서 초기불교는 좌법과 조식과 제감이라는 육체적 실천을
건너뛴다. 또한 육체적 통증이라든가 심리적 갈등과 같은 부정적 현
상들마저 통찰의 대상으로 간주한다. 또한 그것만으로도 부정적인
정서와 심리를 다스릴 수 있다고 가르친다. 예컨대 격앙된 감정이 발
생했을 때 그것에 대해 오롯하게 집중하다 보면 평온한 상태가 얻어
진다고 본다. 격앙된 상태를 억지로 제거하는 것이 아니라 다만 관
찰함으로써 그것의 영향으로부터 벗어나는 방법을 일깨운다. 이러
한 방식으로 감정의 발생과 변화와 소멸을 주시함으로써 그것의 영
향으로부터 벗어나게 된다고 가르친다. 초기불교 경전에는 이러한
방식으로 육체적·정신적 괴로움을 극복해나가는 일화들이 여러 차
례 소개된다.[38]

　이러한 사실 외에도 초기불교에서 육체적 조절을 배제했던 데
에는 별도의 중요가 이유가 있었다. 그것은 육체에 대한 조절과 통
제가 개인적이고 이기적인 실천에 갇히게 만들 위험성이 있다고 보
았기 때문이다. 초기불교는 고전 요가의 체계적 방법과 달리 오로
지 마음을 닦는 데 주력한다. 이것은 급진적이고 편향된 가르침으

로 오해될 여지마저 남긴다. 그러나 초기불교는 바로 이 점을 스스로의 실천적 장점으로 내세운다. 육체적 조절을 전제로 하는 실천은 개인적인 차원을 벗어나기 힘들다. 몸이란 어디까지나 개인적인 영역에 한정된 것이기 때문이다. 그러나 심리적 조절을 위주로 하는 명상은 타인과의 관계 문제에서 개방된 특성을 지닌다. 따라서 마음을 다스리는 데 주력했던 초기불교의 실천은 고전 요가에 비해 보다 용이하게 윤리적·사회적 차원으로까지 확대될 수 있었다.[39]

탐욕貪·분노瞋·어리석음癡 따위는 개인의 내면에서 발생하는 것인 동시에 사회적 성격을 지닌다. 이들 부정적 성향들이 문제시되는 것은 어디까지나 사회 구성원으로 살아간다는 전제 위에서이다. 따라서 이들을 다스려나가는 것은 개인적인 삶을 바로 세우는 의미와 더불어 사회 전체를 정화해나가는 기초가 될 수 있다. 이 점은 초기불교의 관심사가 다방면의 사회적·정치적 문제들까지를 포함하고 있었다는 사실과 무관하지 않다.[40] 바로 이 점은 전통적인 요가의 가르침에 충실했던 대부분의 사람들이 사회적 차원의 문제에 그다지 큰 관심을 보이지 않았던 사실과도 대조를 이룬다고 할 수 있다.

그러나 이러한 고전 요가의 실천적 취약점에도 불구하고 육체에 대한 조절과 통제가 반드시 불필요한 것은 아니다. 우선 몸이 허약한 초보 수행자의 경우 육체적 실천으로부터 정신적 실천의 단계로 넘어가는 것이 바람직하다. 또한 적절한 좌법과 조식은 짧은 시간에 육체의 피로를 풀고 정서적인 이완을 가져다 줄 수 있다. 바로 이것이 거시적 차원에서 사회 전체의 이익이 될 수 있다는 사실은 부정할 수 없다. 더구나 이상에서 언급한 고전 요가의 실천적 취약점이 오늘날에까지 그대로 답습되어야 할 이유도 없다. 기존의 취약점을 분명히 인식한 바탕 위에서라면 얼마든지 개선된 실천적 대안을 모색할 수 있다. 초기불교 역시 기존의 요가 전통을 개선하고자 했던 시도의 하나였다는 사실을 환기할 필요가 있다.

초기불교든 고전 요가든 이론보다는 실천에 주력했다. 그렇다면 그러한 실천을 통해 완성의 경지에 도달했던 사람들의 모습은 어떠했을까. 유감스럽게도 짧은 시구들로 이루어진 『요가수트라』는 이에 관한 구체적 언급이 없다. 그러나 초기불교의 방대한 문헌군은 이러한 호기심을 충족시킬 만한 내용을 전한다. 이것을 통해 고전 요가의 이상적 인물상에 대해 떠올려 보는 것 또한 얼마간 가능하다고 할 수 있다. 초기불교에서는 완성에 도달한 이들을 아라한arahant으로 부르며, 그들이 행할 수 없는 9가지九不能를 다음과 같이 언급한다.

① 의도적인 살생을 행할 수 없다. ② 주지 않은 물건을 몰래 가져갈 수 없다. ③ 성적性的인 잘못을 저지를 수 없다. ④ 의도적인 거짓말을 할 수 없다. ⑤ 자신을 위해 물건을 쌓아놓고서 임의로 사용할 수 없다. ⑥ 충동에 이끌린 행위를 할 수 없다. ⑦ 분노를 일으킬 수 없다. ⑧ 어리석음에 빠질 수 없다. ⑨ 두려움에 빠질 수 없다.[41]

위의 9가지는 『요가수트라』의 금계yama 및 권계niyama의 영역에 상응하는 내용이라고 할 수 있다. 그런데 위의 9가지에는 왜곡된 소비문화의 대안 모색에 적용될 수 있는 구체적인 내용들이 나타난다. 특히 ⑤와 ⑥의 내용이 그러하다. 이들은 충동적인 행위와 왜곡된 소비주의로부터 벗어나 살아가는 성숙한 삶의 모습을 제시하는 것이라고 할 수 있다. 또한 이것은 프라크리티의 유혹으로부터 벗어나 푸루샤의 독존을 지향하는 고전 요가의 이상과도 크게 다르지 않다고 할 수 있다. 바로 이 점에서 내면의 평정을 흩트리지 않고 물질적 조건에 좌우됨이 없이 초연하게 살아가는 것은 초기불교와 고전 요가에서 지향했던 공통의 관심사였다고 할 수 있다.

6. 요가 수행 문화의 정착을 위한 제언

요가의 실천 대상은 수행자 자신의 몸과 마음이다. 어느 누구도 스스로를 대신하여 몸과 마음을 닦아줄 수 없다. 이 점에서 요가의 실천은 철저하게 개인적이다. 그러나 이미 살펴보았듯이 요가가 사회성을 지닌다는 사실 또한 부정할 수 없다. 또한 요가를 실천하는 사람들이 특정한 사회 구성원으로 살아간다는 사실은 그 자체만으로 요가의 사회성을 의미한다고 할 수 있다. 오늘날의 도시문화는 과거와 달리 여유로운 요가의 실천을 원천적으로 불가능하게 한다. 도시문화에 소속된 어느 누구라도 요가를 배우기 위해 하루 중 일부의 시간을 어렵사리 쪼갤 수밖에 없다. 어쩌면 현대 요가의 변수를 바로 여기에서 찾을 수 있을는지도 모른다.

이미 언급했듯이 요가 수행 문화의 정착을 고려하는 작업에서 현대사회의 특징은 간과해서는 안 될 중요 사항이다. 근본적으로 요가란 감각적·말초적 쾌락의 길과는 반대의 방향을 추구한다. 물질적 조건에 지배된 상태로부터 벗어나 내면의 정신성을 회복하는 데 궁극의 목적을 둔다. 그렇지만 신자유주적 경쟁의 논리는 감각적·말초적 쾌락을 경쟁력 강화를 위한 수단으로 활용한다. 사실 일반인을 요가로 이끄는 도구로 이것만큼 강력한 것은 없어 보인다. 실제로 요가원에 등록하여 수강하는 대부분의 사람들이 미용과 체형 관리를 목적으로 한다. 그러나 이러한 양상은 어떠한 조건에서도 마음의 평정과 행복이 가능할 수 있다는 메시지를 전하는 요가의 본질적 가르침과는 거리가 멀다. 이 점을 일깨우지 못하는 요가가 과연 어떤 방식으로 그 지속성과 생명력을 발휘할 수 있을지 의문이다.

무한 경쟁의 사회적 분위기는 요가의 실천에 부정적인 그림자를 드리운다. 많은 요가 지도자들이 일반인의 관심과 욕구를 증대시키기 위해 새로운 방법의 모색에 골몰한다. 특히 이 점은 20세기에 접어들면서 등장한 수많은 요가 프로그램들이 좌법āsana에 주력한다는 사실과 무관하지 않다. 수백에 이르는 고난도의 변형된 좌법들이 등장하였다. 그러나 문헌을 통해 확인할 수 있는 원래의 좌법은 『게란다-상히타』에 32가지, 『하타요가프라디피카』에 20여 가지, 『쉬바-상히타』에 4가지뿐이다.[42] 이들 전통적인 좌법은 수백 년에 걸친 검증의 시간을 걸쳤다. 그러나 새롭게 쏟아진 기묘한 좌법들이 그러한 검증의 시간들을 버텨낼 수 있을지 의문이다. 지나친 고난도의 좌법은 그만큼 부작용의 위험도 크다. 이 점을 간과하고서 시도된 변형된 좌법들은 언젠가 부정적인 결과를 가져올 것임에 분명하다.

요가 수행 문화의 정착을 위해 지도자를 발굴하고 육성하는 작업이 중요하다는 사실은 두말할 필요가 없다. 그러나 2000년대 초반 특히 한국에서 우후죽순처럼 등장했던 '지도자 과정' 혹은 '단기 이수 과정' 따위에 대해서는 많은 반성이 요구된다. 짧은 기간에 고액의 수강료를 지불하는 지도자 육성 프로그램들이 유행처럼 번져나갔다. 그리하여 불과 몇 달 남짓한 기간에 속성으로 지도자 자격증을 얻은 수많은 사람들이 요가원을 개설하는 사태가 벌어졌다. 그 결과 충분한 자질과 경험을 갖추지 못한 지도자들이 한정된 여건에서 제 살 깎아 먹기식 경쟁을 펼쳤다. 이러한 사태는 결국 요가계 전반에 대한 실망과 불신을 야기하였고 장기간에 걸친 요가 산업의 불황으로 이어졌다. 이것으로 인해 많은 신출내기 지도자들이 상당한 금전적·정신적 피해를 입었다. 이러한 사례는 충분한 대책 없이 시작된 요가의 상업화가 독이 될 수 있다는 사실을 보여준 뼈아픈 교훈이다.

어쩌면 요가의 대중화와 상업화는 피할 수 없는 추세라고도 할 수 있다. 따라서 어떠한 방식으로든 요가의 현대화 작업은 계속되어야 할 것이다. 또한 필요하다면 적절하게 상업성을 고려할 필요도 있다. 그래야만 이 분야에 종사하려는 사람들이 꾸준히 뒤를 잇게 될 것이다. 그러나 요가에 대해 잘못된 환상을 불러일으키는 것은 절대 금물이다. 그릇된 이해로 시작된 요가는 별도의 계기가 주어

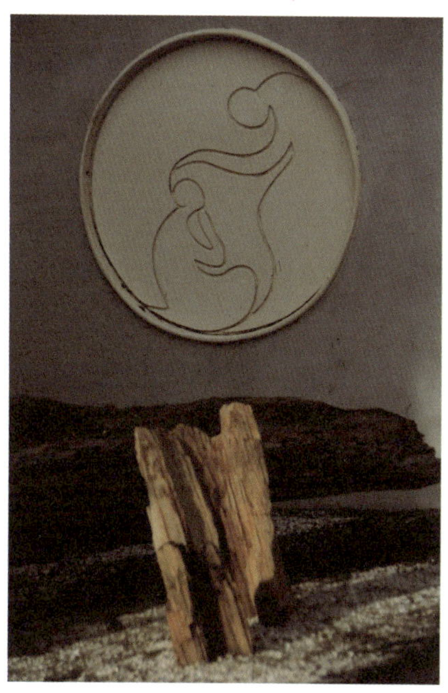

요가에 대해 잘못된 환상을 불러일으키지 않으려면 지도적 위치에 있는 사람들부터 요가를 체계적으로 학습해야 한다.

지지 않는 한 실망만을 불러일으킬 것이다. 이것은 결국 요가를 저버리게 만드는 원인이 될 뿐이다.

그렇다면 이러한 문제점을 어떻게 해서 피해나갈 수 있을까? 무엇보다 요가에 대해 온전히 이해하려는 노력이 계속되어야 할 것이다. 특히 지도적 위치에 있는 사람들부터 요가를 체계적으로 학습해야 한다. 또한 이것을 뒷받침하기 위한 제도적·학술적 장치가 마련되어야 한다. 요가의 긍정적·부정적 측면들에 대해 성숙된 안목을 갖추어야만 요가의 가르침을 장기적으로 원만하게 펼칠 수 있을 것이다.

한편 요가의 다양한 실천 양상이 야기하는 문제점에 대해서도 재고할 필요가 있다. 요가는 장구한 세월을 통해 다수의 전통에 의해 계승되어왔다. 따라서 일관된 실천 양상을 기대하기 힘들다. 어쩌면 이것은 요가의 본래적 측면 가운데 하나일 수 있다. 그러나 대다수 일반인에게 통일성 없는 실천은 오해와 혼란을 불러일으킬 수 있다. 지도자마다 제각기 다른 처방을 내린다면 신뢰감을 갖기란 힘들 것이다. 또한 이러한 분위기에서 검증되지 않은 섣부른 기법들이 활개칠 가능성마저 열려 있다.

한편 탄트리즘의 영향을 받은 몇몇 방법들에는 일반적인 사회 관습에 비추어 용인되기 힘든 내용들도 포함된다. 고도로 숙련된 전문가들만이 그러한 가르침을 적절히 소화할 수 있다. 따라서 모든 요가 기법을 무작정 대중화할 수 없다는 사실도 문제이다. 이상과 같은 난점들을 해소하기 위해서는 공신력 있는 전문가 집단을 중심으로 다양한 실천법을 검증하고 정리·소개하는 작업이 시도되어야 한다.

덧붙여 요가의 사회적 회향 또한 적극적으로 고려할 필요가 있다. 이미 언급했듯이 요가의 실천은 개인적으로 진행되는 특성을 지닌다. 그러한 이유에서 수행자는 응당 자기 자신의 몸에 일차적인 관심을 갖는다. 그러나 몸에 대한 지나친 관심은 집착과 아만을 키우게 될 위험성이 있다. 또한 타인이나 주변의 상황에 대해 무관심해지는 경향마저 생겨나게 할 수 있다. 사실 요가의 실천이 사회적 현안으로부터 도피하기 위한 수단이 되거나 혹은 비판의식을 둔감하게 만든다는 지적은 오래 전부터 있어왔다. 이러한 양상은 요가에 대한 부정적 이미지를 누적시켜 건전한 요가 수행 문화의 정착에 방해가 될 수 있다.

이제 요가는 사회적 현안에 대해서도 적절히 관심을 가질 필요가 있다. 그래야 많은 사람들에게 지속적으로 요가의 이로움을 알릴 수 있다. 물론 사회적 실천의 문제에서 요가가 지닌 고유한 측면들은 충분히 감안되어야 한다. 요가의 가르침이 본래 정치적 색채가 강하지 않다는 사실은 부인할 수 없다. 또한 외부적 실천에 매몰

되어 내면적인 가르침으로서의 자기 정체성을 잊는 일도 없어야 한
다. 그러나 일부러 요가를 사회적·정치적 현안으로부터 소외시켜야
할 이유도 없다. 요가를 전인적 가르침의 하나로 인정할 수 있다면,
요가의 실천가가 자신의 여건에 따라 자연스럽게 사회적·정치적 행
동에 나서는 것 또한 인정되어야 한다.

당장 생각할 수 있는 사회적 실천으로는 어떠한 것들이 있을
까? 저소득층을 위한 무료 프로그램의 운영, 건전한 소비 문화를
위한 시민운동, 쾌적한 삶을 위한 환경운동, 인권의 소중함을 일깨
우는 인권운동, 불우한 이웃을 돕기 위한 각종 사회사업 등을 고
려해볼 수 있다. 이들은 『요가수트라』에 언급된 불살생ahiṃsā·정직
satya·청정śauca·만족saṃtoṣa·자애maitrī·연민karuṇā 등의 가르침과도
직·간접적인 관련성을 지닌다고 할 수 있다. 이들에 대한 실천은 개
인적으로 모색될 수도 있을 것이고, 혹은 요가 동호인이나 요가 단
체의 명칭으로도 시도될 수 있을 것이다. 진정성을 가지고 이러한
실천에 매진한다면 각자 내면의 부정성을 다스리는 데 적지 않은 보
탬이 될 것이다. 따라서 이러한 실천의 수혜자는 누구보다도 이것을
행하는 본인이 될 것이다. 또한 이와 같은 건전한 실천의 누적은 요
가 수행 문화의 확산과 정착에 크게 이바지할 것이다.

3

요가와 치유

김재민

그러나 아직 요가 치료는 요가인들 사이에서 본격적으로 논의되지도, 일반인들에게 알려지지도, 제도적으로 인정받지도 못하고 있다. 이러한 상황에서 다시 처음으로 돌아가 '요가 치유'의 근원적인 관념에 대해 질문해볼 필요가 있다. '요가에서 치유란 무엇인가?' 이 관념이 명확해지고, 요가인들 사이에서 동의가 될 때 비로소 '요가'라는 뼈대를 가진 '치유'의 집을 지을 수 있을 것이다. 요가의 기법들을 일부 차용해서 사용한다고 해서 그것이 요가 치유가 될 수 있는 것은 아니다.

1. 시작하는 말

이 지구상에 존재하는 모든 생명체에게 고통이란 마치 중력처럼 작용한다. 태어남이라는 기쁨은 죽음이라는 슬픔으로, 젊음과 건강이라는 행복은 나이 들고 쇠퇴하며 병드는 고통으로 귀결된다. 어떤 존재도 이것으로부터 자유로울 수 없다. 그래서 붓다께서는 이 세계를 '고통의 바다苦海'라고 표현했고, 요가에서는 이 바다에서 빠져나오는 것을 '비애로부터 벗어남Viśoka'[1]이라고 말한다.

우리의 일상이 이런 불변의 큰 프레임에 토대를 두고 있다 하더라도 개개인이 느끼는 구체적인 고통과 비애의 강도는 다르다. 또한 개개인의 삶이 사회와 국가라는 집합체 내에서 영위되기에 이들 집합체가 개인에게 제공하는 고통과 비애의 크기도 국가별로 상이하다. 덜 고통스럽고, 덜 비애스러움을 나타내는 지표들 중 하나인 '행복지수'를 보면 개인별, 국가별로 행복도가 상이하게 나타난다. 안타깝게도 우리나라는 이 조사에서 평균에 훨씬 못 미치는 최하위권에 머물고 있다. 또한 극단의 고통으로 인해 선택하게 되는 자기 살해의 인구당 비율은 이에 걸맞게 세계 1위에 올라 있다.

이런 상황이 반영된 탓인지 최근 몇 년 사이 우리나라에서는 전사회적으로 일상 전체를 통해서 고통과 슬픔을 덜기 위한 방법을 전면적으로 모색하고 있는 것으로 보인다. 이런 흐름을 총합하여 한 단어로 요약하면 '힐링Healing'이다. 의학적인 치료는 말할 것도 없고 육체적 신체와 주로 연관되는 운동이나 먹거리에서부터 글쓰기, 인문학, 철학, 문학, 음악에 이르기까지 다양한 분야에서 '힐링'이라는

말이 스며들어 퍼져나가고
있다. 출판 시장의 상황이
이를 문자로 보여주고 있
다. 심지어 TV 프로그램
중에 '힐링'이라는 용어를
사용하는 프로그램("힐링
캠프", SBS)도 있다.

요가 분야도 마찬가지
이다. 2000년 이후 새로운
부흥기를 맞았던 요가에
서도 이런 흐름이 서서히
반영되어 '힐링 요가', '테
라피 요가', '치유 또는 치
료 요가'라는 이름으로 퍼

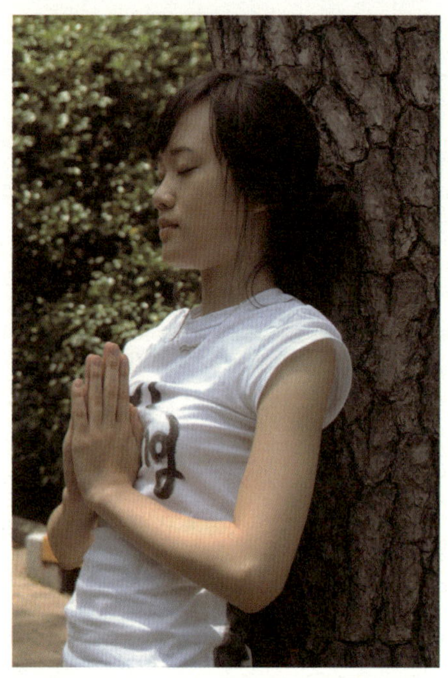

최근 우리나라에서는 전사회적으로
힐링의 바람이 거세다.

져나갔고 지금은 사단 법인 단체들(예를 들면 사단법인 대한임상요가
자연치유협회, 한국치유요가협회)도 생겨났다. 대학에서도 요가 치료를
심신 통합 치유 내의 전공(일례로 서울불교대학원대학교 심신통합치유
학과)으로 다루고 있기도 하고 보완대체의학 내의 한 분과(예를 들면
선문대학교 통합의학대학원, 전주대 대체의학대학원 등)로도 다루고 있
다. 또 고려대 의대 통합의학 교실 등에서 요가 치료를 치료 기법의
일부로 차용하고 있다. 그러나 아직 요가 치료는 요가인들 사이에
서 본격적으로 논의되지도, 일반인들에게 알려지지도, 제도적으로
인정받지도 못하고 있다.

현재의 이러한 상황에서 다시 처음으로 돌아가 '요가 치유'의 근원적인 관념에 대해 질문해볼 필요가 있다. '요가에서 치유란 무엇인가?' 이 관념이 명확해지고, 요가인들 사이에서 동의가 될 때 비로소 '요가'라는 뼈대를 가진 '치유'의 집을 지을 수 있을 것이다. 요가의 기법들을 일부 차용해서 사용한다고 해서 그것이 요가 치유가 될 수 있는 것은 아니다.

본고에서는 현재 활동하고 있는 국외의 주요 요가 치유 관련 단체들이 표방하고 있는 치유관[2]을 요가의 원전들에 근거하여 검토해보겠다.

이를 위해 먼저 현대 요가의 치유관에 널리 영향을 미친 것으로 생각되는 서구 의학의 치유 패러다임의 내용과 한계를 알아보겠다. 그런 다음 요가 사상사에서 양대 산맥으로 꼽을 수 있는 고전 요가, 즉 파탄잘리Patañjali 요가와 탄트라의 영향을 강하게 받은 하타 요가의 대표적인 원전 문헌에 보이는 치유 관련 관념들의 특징을 정리하겠다. 마지막으로 앞서 살펴본 내용들에 근거하여 만든 세 가지 기준을 분석틀로 삼아 현대의 요가 치유 단체들이 내세우고 있는 치유관의 경향성을 파악해보겠다.

2. 요가 치유란 무엇인가

본 논의에 앞서 Healing, Therapy, Cure, Treatment 등을 어떻게

우리말로 옮길 것인가를 짚고 넘어갈 필요가 있다. 이것들은 흔히 '치유' 또는 '치료'로 번역되는데, 원론적으로는 양자를 엄밀히 구분할 필요는 없다고 필자는 생각한다. 그러나 현재 생의학적 패러다임이 주류를 이루는 의학계에서 주로 '치료'를 사용하고 있기에, 여기서는 이와는 다소 차별되고 또 육체적, 정신적, 더 나아가 영적 회복이라는 의미를 담아서 '치유'라는 단어를 사용하겠다.[3]

원래 요가에는 치유가 담겨 있다. 그러나 현대 과학과 서양 의학의 흐름에 발맞추어 요가의 신체 치유 효과와 치료를 위한 새로운 적용 방식에 대해 연구하기 시작한 것은 1920년대 인도의 스와미 쿠발라야난다Swami Kuvalayananda로부터라고 할 수 있다.[4] 그리고 "요가 치유는 현대의 신조어이고, 서구의 의학적·심리학적 지식과 전통적인 요가의 관념과 기법들을 통합하려는 최초의 노력"[5]이라고 할 수 있다는 G. 포이에르슈타인의 지적에 근거해 보면 현대에 사용되고 있는 요가 치유라는 개념은 100년이 채 되지 않은 것이고, 현대 의학적 관점이 내포되어 있는 것이라고 할 수 있다. 이런 까닭에 전통 요가 내에 치유 관념이 있음에도 불구하고 현대에 사용되는 '요가 치유'라는 용어는 각 단체 및 개인에 따라 그 의미가 여러 가지로 사용되고 있다.

본질적으로 '치료'나 '치유'는 의학적 관념이다. 그것은 육체적인 것이든 정신적인 것이든 인간이 겪는 고통으로 인해 생겨났고, 그 고통은 대개 병으로 인한 것이다.[6] 병에 걸린 '인간'을 어떻게 보는가에 따라서 병의 범위도 치료 또는 치유의 방법도 달라진다. 따라서 우선 인간-질병-치료(치유)를 보는 시각이 치료(치유)관의 뼈대를 이룬다고 하겠다. 우선 과학에 기반한 서구 의학의 패러다임을 살펴보겠다. 왜냐하면 이 패러다임이 현대적 요가 치유관의 특성에 일정 정도 반영되어 있을 것이라 생각되기 때문이다.

1) 인간, 질병, 회복을 보는 시선들

(1) 현대 의학의 주류 패러다임

인간은 각각의 부분들로 분해 작동 가능한 부품들로 이뤄진 기계일까? 물론 '아니다'라고 말하고 싶지만 과학을 등에 업은 현재 의학계의 주류인 '생의학적生醫學的 패러다임bio-medical paradigm'은 '그렇다'고 답한다.

정신과 신체의 연관성이 17세기에 처음으로 철학적 중심 문제로 제기되었는데, 그 당시에는 자연과학적 방식이 보편적으로 받아들여지던 때였다. 이 전통에 따라서 심신 문제를 최초로 분석한 이는 과학자이자 철학자인 R. 데카르트Descartes였다. 그는 인간을 두 개의 분리된 실체, 즉 물질적인 것(신체)과 정신적인 것reg cogitans이 융합되고 매우 복잡한 방식으로 상호 작용하고 있는 존재로, 즉 이원론적으로 파악했다.[7] 근대 이후의 서양 의학은 이 세계관을 근거로 하고 있다. '기계론적 패러다임'이다. 이종찬은 이러한 인체관을 질병관과 연관하여 다음과 같이 설명한다.

'인체는 기계이고 질병은 이 기계가 고장난 결과이며 의사의 역할은 인체라는 기계를 수리하는 것'을 의미한다. 다시 말해서 인체는 각 부분으로 분해될 수 있는 기계로 간주된다. 이를 현대 서양 의학의 언어로 풀어 말하면, 질병은 세포 및 분자생물학적 수준에서 파악될 수 있는 병리적인 기능 장애이며, 따라서 의사의 역할은 이러한 병리적인 현상을 정상적인 상태로 회복시켜놓는 것이다.[8]

이러한 관점은, 인체는 작은 단위로 나누어 이해될 수 있고 이것들의 구조와 기능의 조합 결과가 건강이나 질병이라는 의미를 내포하고 있다. 즉 질병을 병리적 기능 장애이자 생물학적 실체로 간주한다. 또 신체와 정신의 이분법에 기초한 이 패러다임은 정신을 신체의 원인이라기보다는 결과로 여기기 때문에 정신이 신체에 미치는 영향에 대해서는 별달리 중요하게 생각하지 않는다. 따라서 신체의 각 부분을 기계부품처럼 여기고, 기능 장애가 발생하면 장기 이식이나 인공 장기 또는 심장 박동 조절 장치, 인공 관절, 보청기와 같은 다른 대체물로 교환할 대상으로만 인식한다. 여기서 의사는 마치 기계 수리공이 세탁기나 냉장고가 고장나면 부품을 교체하여 정상 작동하게 만들듯이 인체라는 기계를 수리하여 '정상적으로 기능하도록' 만드는 역할을 담당하게 된다. 당연하게도 이런 관점에서는 물질과 정신을 넘어서 있는 영적인 것이나 정신이 물질에 미치는 영향, 개인적인 접촉과 친밀성, 신뢰에 바탕을 둔 관계 등이 갖는 의미가 무가치한 것으로 치부되어버린다. 그래서 그 의사에게 회복이란 화학적, 전기적, 외과적, 즉 물리적 개입을 통해서 생물학적 유기체의 '물리적 기능이 복구되어 정상적인 기능을 하는 상태'일 뿐일 것이다.

또한 이 패러다임에 기초한 의학에서는 기본적으로 자신들의 의학이 가치 중립적이고 공간적으로 보편성을 가지고 있기에 과학적 객관성을 띤다고 생각한다. 그렇기에 자신들의 관점이 세계를 바라보는 여러 가지 관점들 중 '하나'임을 망각하고 유일한 것으로 간주하는 경향을 강하게 보인다. 그러나 과연 질병이 생물학적 실체이기만 한가? 다시 말해 과학적인 접근만으로 해결 가능한 대상인가? 과학이란 신뢰도가 생명이고, 이 신뢰도는 일관성, 반복 가능성 등에 근거를 두고 있다. 따라서 만일 질병이 생물학적 실체라면, 그리고 그들의 패러다임이 과학적이라면 동일한 증상에 대해서는 동일한 치료법을 사용해야 하지 않을까?

현실은 그렇지 않다. 예를 들면 동일한 이름의 수술조차 다르게 시술되는 경우가 있다. 자궁 절제술을 보면, 독일 의사들은 질식 자궁 절제술을, 프랑스는 부분 자궁 절제술을, 영국과 미국에서는 복식 자궁 절제술을 가장 많이 시술하고 있다. 또 미국에서 고혈압으로 판단되는 상태가 영국에서는 정상으로 취급되기도 하고, 독일에서 심각하게 여겨지는 저혈압이 미국에서는 생명에는 별 지장이 없는 증상으로 간주되기도 한다.[9]

왜 이런 현상이 벌어지는 것일까? 그것은 기본적으로 인간의 정신적 산물의 총체이자 가치체계라고 할 수 있는 문화가 과학적 의학 지식과 치료 체계 전체에 스며들어 있기 때문이다. 다시 말해 마사 O. 루스토노의 지적처럼, 표면적으로 객관적 기준이 설정되어 있는 것처럼 보이는 이러한 생의학적 지식과 내용들에 대한 인식과 이

들을 사용하는 데서 나타나는 주요한 차이점들은 각국의 기본적인
문화적 가치를 반영한 것으로 볼 수 있다.[10]

이 패러다임은 우리에게 원점으로 돌아가 다음과 같은 질문을
다시 하게 만든다. 질병이 생물학적 결손과 관련이 있기는 하지만,
질병에 걸리는 인간이란 존재가 단지 정신성 없는 생물학적 유기체
이기만 한가? 사회 문화적 영향의 직접적인 영향을 받는 정신은 이
유기체의 질병에 아무런 영향을 미치지 못하는 걸까? 더 나아가 인
간은 신체(물질성)와 마음(정신성)만으로 이뤄진 존재인가? 이 패러
다임이 과연 세계 어디에서나 적용 가능한 과학적 보편 지식체계인
가? 또 이 패러다임이 현재 작은 문제점들을 갖고 있기는 하지만 지
속적으로 단선적 발전과정을 거치게 될 것이라 낙관할 수 있는가?
이러한 질문에 대한 해답의 실마리를 고전 요가와 하타 요가에서
찾을 수 있을 것이다.

(2) 고전 요가의 관점

파탄잘리는 인도에서 실천 수행법으로 전승되어오던 요가에 형
이상학을 더하고 수행법을 체계화하여 『요가수트라*Yogasūtra*』(이하 Ys,
『요가수트라 주석*Yogasūtrabhāṣya*』은 YBh로 표기)를 저술하였다. 이 경전
으로 인해 요가는 인도 종교 철학사에서 정통 육파 철학의 하나로
자리 잡게 되었다. 그래서 이 요가를 흔히 고전 요가라고 부르고 있
고, 이것의 대표 문헌은 당연히 Ys이다.

이 문헌에서는 신체를 가진 인간을 어떻게 이해하고, 병은 어떤
것이라 여기는가? 우선 인간관부터 살펴보자. 고전 요가에서는 세

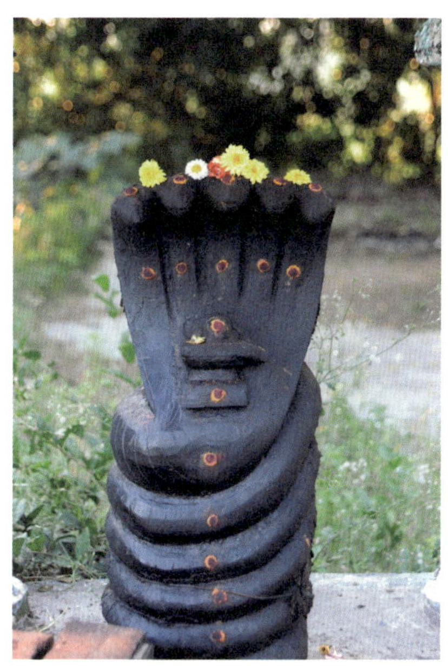

파탄잘리의 고전 요가에 의하면 인체는 물질성과 마음이 상호작용하는 생명유기체이다.

계가 형성되는 과정과 그 결과를 25가지 원리로 설명하고 있다. 이 형이상학에 근거해보면, 인체는 물질성과 [물질성에 포함되는] 마음citta=buddhi, ahaṃkāra, manas을 함께 지닌 심신통합체이고, 양자가 상호작용하는 하나의 단위인 생명유기체(프라크리티prakṛti의 전개체全開體)이다. 여기에 물질성 내의 정신성이라 할 수 있는 붓디buddhi를 매개로 푸루샤puruṣa, 영성가 분리된 채 결합되어 있다. 또 여기서 물질 원리인 프라크리티는 푸루샤(영성)가 세속의 모든 일들을 경험(향수)하고 다시 그것으로부터 벗어남(해탈)이라는 목적에 복무한다. 다시 말해 콜러Koller의 설명처럼, 불교와 차르바카를 제외한 대부분의 인도 종교 철학 전통과 마찬가지로, 고전 요가는 본질적으로 신체(물질성)와 마음(정신성)을 초월적이고 구체적인 조건으로부터 독립된 참자아(영성)의 도구로 간주한다.[11]

병은 다음과 같이 인식되고 있다. YBh에서는 병을 "[생리적] 요소, 분비물, 감관이 균형을 이루지 못한"(1. 30) 데서 발생하는 것으로 보았다. 경문과 주석의 내용을 좀 더 구체적으로 살펴보면 아래와 같다.

> 병, 침체, 의심, 부주의, 나태, 무절제, 그릇된 지각, [요가의] 단
> 계를 얻지 못함, 불안정이 마음의 산란이며 이것들이 장애이
> 다.(Ys 1. 30)

> [이] 아홉 가지 장애들이 마음을 산란하게 한다. 이것들은 마음
> 의 작용들과 함께 일어난다. 이것들이 없을 때, 앞에서 말한 마
> 음 작용들은 일어나지 않는다.(YBh 1. 30)

해탈이라는 궁극적 목표를 달성하기 위한 과정에서 고전 요가
가 가장 핵심적으로 다루는 문제는, "요가란 마음 작용을 억제하는
것"(Ys 1. 2)이라는 경문의 정의처럼 마음의 작용과 이것을 억제하기
위한 실천인 수행이다. 이런 근본 취지에 부합하게, 여기서 육체적인
불균형으로 발생하는 '병'은 육체적인 문제로만 인식되지 않고 있다.
즉 병이 발생시키는 신체적 문제가 마음의 문제로 직결되고 있다.
앞의 형이상학에서 언급한 인체에 대한 심신 통합적인 관점이 그대
로 반영되어 있다. 병의 영향은 곧바로 마음을 산란하게 하고, 이렇
게 된 마음은 수행에서 장애물이다. 이 과정을 요약해보면, '육체적
불균형 → 병 → 산란한 마음 → 수행의 장애'이다. 결과적으로 병이
란 영성을 획득하는 데 장애물이 된다.

그러나 고전 요가에서 병이란 마음에 문제를 일으키는 아홉 가
지 원인들 중 하나로 언급되고 있을 뿐이다. 인간의 신체(물질성)에

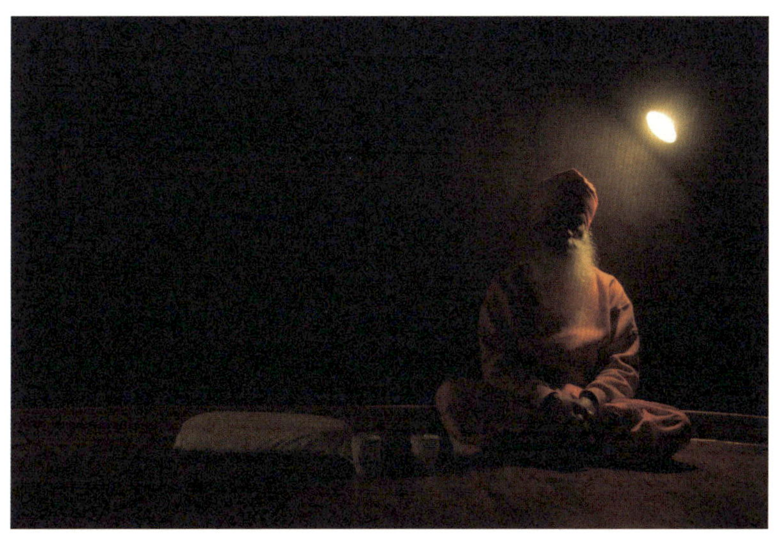

서 나타날 수 있는 가장 큰 문젯거리들 중 하나인 병에 대한 구체적인 언급, 즉 발생하는 병의 종류라든가, 이들 병의 치유 방법 등이 없다. 이러한 점으로 미루어보아, 이 요가가 기본적으로는 심신통합적 관점을 가지고 있으나 뒤에 살펴볼 하타 요가만큼 신(身, 물질성)과 심(心, 정신성)이 직접적이고 견고하게 연결되어 있다고 여기지는 않고 있다. 그리고 고전 요가가 아사나와 호흡 등의 수행에서 신체를 도구로 활용하고 있기는 하지만, 근본적으로 신체를 부정적으로 인식하는 관념[12]을 갖고 있는 것도 이 요가의 수행체계에서 마음이 중시되는 이유 중 하나일 것이다.

'병'의 의미는 YBh 2. 50을 보면 크게 확장되어 나타난다.

의학이 병, 병의 원인, 건강, 치료라는 네 부문으로 이루어지듯이, 이 교전(Ys)도 그와 같이 바로 네 부문으로 이루어져 있다.

즉 윤회, 윤회의 원인, 해탈, 해탈의 수단이다.

이 주석의 내용을 도식화해보면, 병=윤회, 병의 원인=윤회의 원인, 건강=해탈, 치료=해탈 수단이다. 풀어서 이해해보면 다음과 같다. 생명을 가지고 태어난 인간 존재 자체는 이미 윤회의 바다에 내던져진 상태이기에 이미 병에 걸려 있다. 따라서 이 병의 원인을 찾듯이 자신의 윤회의 원인을 찾아야 한다. 즉 자신의 업이 무엇인지 이것이 삶에서 신체, 정신적으로 어떻게 나타나는지를 깨달아야 한다. 그리고 병에 걸리지 않은 원래 건강한 상태가 어떤 것인지를 알아야 자신의 건강 여부를 알 수 있듯이 영적으로 완전한 건강 상태인 해탈에 대해 이해해야 한다. 그런 다음 건강한 상태로 만들기 위해 치료를 하는 것처럼 해탈을 위한 실천 수행을 해야 한다. 고전 요가에서는 영성의 완전한 획득 상태인 해탈에 이르지 않고서는 완전한 건강을 얻을 수 없는 구조이다.

결과적으로 세상의 전개, 즉 태어남이란 질병에 걸린 상태로 존재함이란 뜻이고 전개를 거슬러올라감은 건강을 회복하는 과정이며 원래의 이원적 상태로 돌아간 상태(환몰, 還沒), 푸루샤가 홀로 존재하는 상태(독존, 獨存, kaivalya), 다시는 태어나지 않게 된 상태가 완전한 건강이다.

앞의 "현대 의학의 주류 패러다임"에서 살펴본 생의학적 패러다임과 고전 요가의 관념을 비교해보면, 전자와 달리 후자는 인간을 신체(물질성)와 마음(정신성)이 상호 작용하는 존재이면서, 거기에 분리된 채 결합되어 있는 영성의 통합체로 본다. 따라서 신체와 마음이 상호 작용한다는 점과 영성의 획득이 근본 목적이자 최종 목표라는 점에서 양자는 큰 차이가 있다.

(3) 하타 요가의 관점

하타 요가는 현재 세계적으로 가장 널리 퍼져 있고 그 영향력이 크며 치유 요가와도 상당히 밀접한 연관을 갖고 있다.

하타 요가가 인간 존재를 이해하는 관점의 원천은 초기 우파니샤드인 『타잇티리야Taittirīya 우파니샤드』까지 거슬러올라간다. 이 우파니샤드에서는 브라만의 신체가 인간 존재 창조의 근원(2. 1)이라고 한다. 그리고 인간의 신체를 다섯 겹, 즉 ① 음식으로 이뤄진 겹annamaya kośa, ② 프라나로 이뤄진 겹prāṇamaya kośa, ③ 마음으로 이뤄진 겹manomaya kośa, ④ 지성으로 이뤄진 겹vijñānamaya kośa, ⑤ 지복至福으로 이뤄진 겹ānandamaya kośa으로 되어 있다는 5장설藏說로 설명했다. 여기서 ①은 육체적 신체에 해당하므로 물질성으로, ②는 호흡 또는 에너지, 즉 프라나prāṇa로 되어 있다고 볼 수 있으므로 물질성과 정신성의 중간태로, ③과 ④는 정신성으로, ⑤는 영성으로 이해할 수 있다. 고전 요가는 이 관점을 받아들이지 않았지만 베단타와 대다수의 후고전 요가학파들에서는 받아들였다.[13]

하타 요가의 대표적 문헌은 15세기경에 스와트마라마Svātmārāma가 쓴 『하타요가프라디피카(*Haṭhayogapradīpikā*, 이하 Hp)』이다. 이 문헌은 하타 요가의 중요한 수행법들이 총망라되어 있는 수행법 백과사전적 성격을 띤다. 수많은 종류의 필사본이 남아 있지만 현재 4권본, 5권본, 10권본 세 종류가 영역되어 출판되어 있다.

Hp에서는 겹kośa이라는 용어가 직접 언급되지는 않지만, 전체 내용으로 볼 때 대부분의 후고전 요가학파들과 마찬가지로 5장설에 근거하고 있다. 또 인도 정신사에서 유래가 없을 정도로 인체를 중시하는 탄트라의 영향도 이 문헌에 뚜렷하게 나타난다. 탄트라 인체관의 핵심 사상은 대우주의 축소판으로서의 소우주(인체)라는 관념이다. J. 우드로프Woodroffe는 이 관념을 다음과 같이 잘 요약하고 있다.

> 탄트라에 따르면 우주는 단일한 광대 우주Mahābrahmāṇḍa와 수많은 대우주Bṛhatbrahmāṇḍa들로 구성되어 있다. 광대 우주의 일곱 층위로부터 셀 수 없이 많은 거대한 세계들이 전개되었다. 이들 각각의 세계는 또 일곱 층위로 나뉜다. 각각의 행성, 위성, 항성들, 그리고 각각의 세계 속에 있는 모든 생명체는 그 자체로 [대우주의] 축소된 세계이고 그 속에 힘의 **일곱 센터들과 일곱 신격들**을 가지고 있다.[14]

이러한 관념은 하타 요가에 그대로 받아들여져 있다. 예를 들면, 하타 요가의 주요 문헌 중 하나인 『쉬바상히타』의 "이 신체에 일곱 섬으로 둘러싸인 메루가 있다"(2. 1)든가, "삼계에 있는 것들은 모두 신체에도 있다"(2. 5) 등의 송에서 볼 수 있다.

위 인용문에서 굵은 글씨로 된 부분은 하타 요가 인체관에서 핵심 관념인 '차크라cakra'를 지칭하는 것이다. 앞서 설명한 5장설에 대비해 보자면 이것은 '② 프라나로 이뤄진 겹'에 존재하는 에너지 소용돌이체라고 할 수 있고, ③, ④와 밀접하게 연동되며 직접적인 대응점田, kṣetra을 ①에 가진다.[15] 이러한 연관성은 다른 핵심 관념들인 '나디nāḍi'와 '바유vāyu'에도 그대로 적용된다.

이런 인체가 만들어지게 된 과정, 즉 세계 전개와 관련한 내용은 Hp의 다른 판본들에는 보이지 않고 10권본의 제1권에만 나온다. 그 내용을 보면, 이 세계는 무속성의 아트만=지고의 브라만=지고의 아

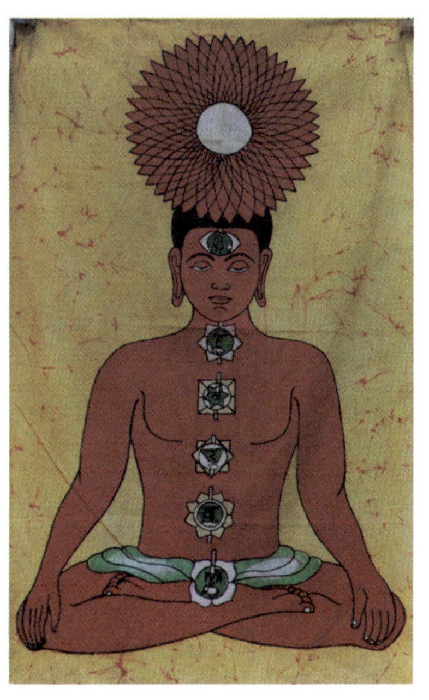

하타 요가 인체관의 핵심 관념인 '차크라'

트만에서 나왔다.[16] 즉 하타 요가는 고전 요가와 달리 물질의 실재성을 인정하지 않는 일원론이다. 따라서 하타 요가는 무속성의 아트만(영성)에서 신체(물질성)와 마음(정신성)이 산출되었다는 형이상학을 가지고 있다.

인간이란 신체와 마음이 통합되어 상호 작용하고 영성이 중심을 차지하는 존재로 인식되고 있다는 점에서 두 요가 체계는 유사성을 갖는다. 그러나 하타 요가에서 영성은 분리된 채 결합되어 있는 것이 아니라 비물질적, 비정신적인 영성 내에 물질성과 정신성이 내포되어 있다는 점에서 고전 요가와 차이가 있다. 또 하타 요가는 중간태(위 5장설의 ②)를 매개로 정신성과 긴밀한 연관이 있는 신

체(물질성)를 수행의 직접적인 도구로 삼음으로써, 특히 신체와 정신성의 매개체인 중간태, 즉 '프라나로 이뤄진 겹'에 대한 비의적秘義的 생리학이 매우 발달되었고, 신체의 중요성이 고전 요가와는 비교할 수 없을 만큼 중요하게 부각되었다.

그렇다면 하타 요가에서는 병에 대해 어떻게 이해하고 있을까? 이 요가가 질병 발생의 원인으로 꼽는 대표적인 것은 신체 내 세 도샤doṣa의 불균형이다. 도샤란 5조대 요소(공, 풍, 화, 수, 지)가 인체 내에서 세 가지 기본적인 기질 또는 성질로 나타난 것으로, 이들은 각각 바타vāta, 핏타pitta, 카파kapha이다. 이 개념은 원래 인도의 의학인 아유르베다에 그 뿌리를 두고 있는데 하타 요가가 이 원리를 그대로 받아들인 것으로 보인다. 세 도샤는 "인간의 육체와 마음과 의식의 모든 생물학적, 심리학적 그리고 병리학적 기능을 조절한다. 이 셋은 육체를 구성하는 기본 성분이며, 육체가 정상적인 생리학적 상태에 있을 때에는 육체를 보호하는 역할을 하지만, 이 셋의 균형이 깨어지면 질병이 생긴다."[17] 이들은 물질성과 정신성을 포괄하는 개념이다. 따라서 도샤의 불균형의 원인은 신체적인 것과 정신적인 것 모두에서 기인할 수 있고, 치유 방법 또한 양자에서 찾을 수 있다.

세 도샤의 불균형을 바로잡는 치유법에 대해 Hp는 매우 구체적으로 설명한다. 4권본을 보면, 아사나와 여섯 정화행법, 호흡법을 통해서는 주로 신체의 3도샤를 균형 잡음으로써 구체적인 질병을 치유(예. 2.25, 2.50)하는 것[18]으로, 무드라 행법으로는 구체적인 질병뿐만 아니라 노화, 심지어는 시간에 속박되지 않고 죽음이 없게 됨(예. 3.39, 3.75)[19]을 언급하고 있다.

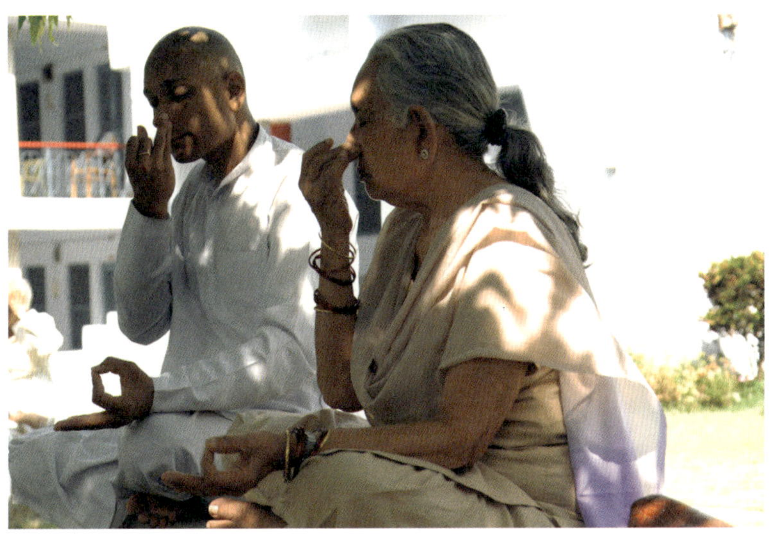

호흡법을 통해 신체의 3도샤를 균형 잡음으로써 질병을 치유할 수 있다.

이 4권본과 다른 판본 중 하나로 5권본이 있는데, 제4권까지의 내용은 4권본과 유사하다. 그러나 제5권의 내용은 4권본에는 나오지 않는 것으로, 발병의 원인을 주로 수행 중에 바유vāyu가 적체되거나 이것의 흐름이 잘못된 데서 찾는다. 치유 방법으로 그런 바유를 적절히 조절할 것을 제시하고 있고(예. 5.1, 5.5),[20] 이와 더불어 아유르베다에서 제시하는 식이요법이나 약물요법 등도 병행해야 한다고 보았다(예. 5.8, 5.22).[21] 하타 요가는 병에 걸렸을 때 이것을 치유하는 방법뿐 아니라, 이에 더하여 잘못된 수행으로 발생하는 병들과 이들을 해소할 수 있는 방법에 대해서도 설명하고 있다.

하타 요가가 질병의 치유와 관련하여 이렇게 구체적인 설명과 여러 가지 기법들을 자세하게 제시하고 있는 이유는 다른 데 있는 것이 아니다. 그것은 앞서 5장설과 대우주·소우주론에서 보았듯이,

하타 요가가 고전 요가에 비해 물질성과 정신성 그리고 이들 산출의 원천으로서 영성이 훨씬 더 강력하고 매우 밀접하게 통합되어 있는 통일체로 인간 존재를 이해하고 있기 때문이다. 여기서 신체는 영성 획득의 직접적인 수단이 되므로 신체의 정화와 강화가 수행의 목표를 성취하는 데 관건이 된다. 따라서 하타 요가는 고전 요가보다 신체의 질병을 수행과 영성 획득의 훨씬 더 심각한 장애로 인식한다. 이러한 장애의 해결을 위해 이 요가는 아사나, 호흡법, 무드라 등과 같이 신체를 활용하고, 또 이를 통해 프라나의 흐름을 조절하는 기법들을 상당히 발달시켰다.

하타 요가는 기본적으로 해탈을 완전한 상태로 전제하고 있고 이를 성취하는 데 모든 초점이 맞춰져 있는 체계이다. 따라서 비록 명시적으로 표현되고 있지는 않지만 이 요가도 고전 요가와 마찬가지로 윤회로 인한 태어남의 상태를 치유하기 가장 힘든 난치병에 걸린 상태로 이해한다고 볼 수 있다. 이런 점에서 고전 요가와 마찬가지로 하타 요가도 세계의 전개란 부정적 상태의 나타남이고 이를 거슬러 올라가는(환합, 還合) 과정은 부정성의 극복 또는 영적인 건강의 회복 과정이며 본래의 근원에 합일된, 즉 환합 상태가 완전한 건강 상태라고 보는 패러다임이다. 다시 말해 영성이 인간 존재의 근원이자 중심이라는 점에서는 동일하다고 할 수 있다.

신체와 마음의 관계에 대한 현대 의학의 '생의학적 패러다임'과 하타 요가의 관념 사이의 차이는 현대 의학과 고전 요가 사이의 차이보다 더 크다. 왜냐하면 하타 요가와 고전 요가와의 차이, 즉 영성과 이것으로부터 직접 전개된 마음(정신성)과 신체(물질성), 이 셋의 통합 강도의 차이만큼 하타 요가와 현대 의학과의 거리는 더 벌어지기 때문이다.

2) 현대 요가 치유관의 경향

생의학 패러다임의 중심지라고 할 수 있는 미국의 국립보건원 NIH은 90년대 들어 막대한 예산을 들여서 국립 보완 대체 의학 센터NCCAM를 개설하였다. 보완 대체 의학 이용자 수가 많이 늘었고 지속적으로 늘고 있기 때문이다. 이러한 현상의 바탕에는 기존의 제도권 의학이 보여준 한계에 대한 대중의 인식이 놓여 있다.

NCCAM의 자료를 보면 요가와 명상이 심신 의학body-mind medicine 중의 하나로 채택되어 있다. 비록 우리나라에서는 아직 매우 미흡하지만, 미국에서는 어느 정도 제도권에서 인정받는 치료 체계로 자리 잡아나가고 있다고 볼 수 있다.[22]

여기서는 요가 치유와 관련하여 국제적으로 영향력이 큰 단체로 보이는 IAYT의 홈페이지에 있는 자료들 중, IAYT를 비롯하여 국제적으로 인지도가 있는 요가 치유사 12인의 요가 치유에 대한 정의[23]와 ICYER의 기타난다 기리Gitananda Giri의 정의[24]를 중심으로 검토하겠다. 왜냐하면 정의란 자신들이 지향하는 최상의 가치들을 압축하여 요약해놓은 것이라고 할 수 있기에 이것들을 보면 그들의 지향점을 알 수 있다고 판단되기 때문이다.

검토를 위해서 앞서 살펴본 "인간, 질병, 회복을 보는 시선들"의 내용을 반영하여 3가지 분류 기준을 세웠다. 첫째는 증상 치료적 관점이다. 생의학적 패러다임의 영향을 받은 것으로 생각된다. 그러나 요가 치유 단체들 중에 이 패러다임처럼 영성이 배제되고 신체와 정신을 이원적으로 분리하여 보는 곳은 없을 것이다. 다만 이런 경향성을 띠고 신체 증상 치유 중심으로 치유를 생각한다고 볼 수 있다(이하 a관점). 둘째는 현대적 관점이다. 생의학적 패러다임과 전통적 요가관의 중간쯤에 해당하는 것이다. 이 관점은 현대적 요가 개념이 갖는 과학성 쪽으로 기울어져 있으나 인체를 신체와 정신의 통합으로 파악하는 것이다(이하 b관점). 셋째는 전통 요가적 관점으로, 이것은 인간을 신체와 정신, 영성의 통합체로 보는 것이다(이하 c관점).

먼저 각각의 정의를 분석해본 다음, 세 관점 중 하나로 분류하겠다.

① 요가 치유는 개인들이 요가의 철학과 실천법을 사용함으로써 건강을 개선하고 웰빙을 향해 나아가는 과정이다. — IAYT

①은 '양호한 건강과 웰빙'이라는 모호한 용어로 요가 치유의 목표를 나타내고 있으나 목표 달성 과정에서 '요가의 철학과 실천법'을 사용한다고 내세우고 있다. 과정을 고려하면 c관점으로 분류할 수 있다. 그러나 이 단체의 설립 초기 핵심 구성원들 중 페인Payne, 폴란Folan, 포이에르슈타인Feuerstein 등과 현재 단체를 이끌고 있는 주요 멤버인 케프너Kepner, 불록Bullock, 맥고니걸McGonigal의 경향성을 보면 b관점에 가깝다고 볼 수 있다. 일단 b관점으로 분류하겠다.

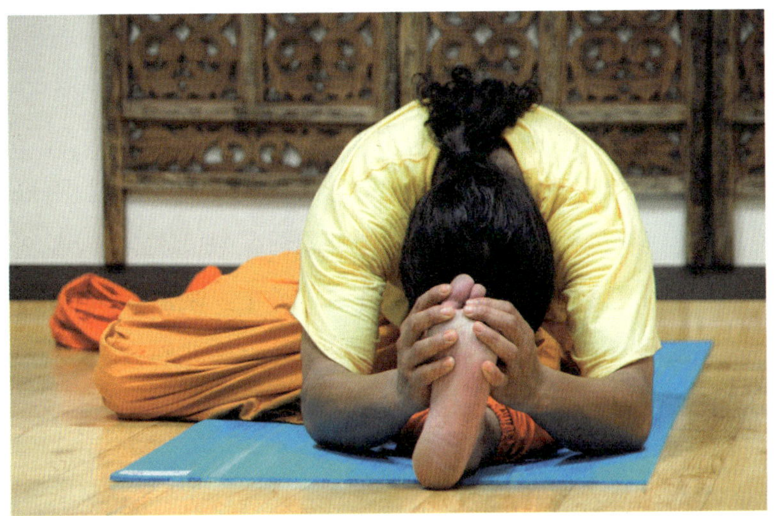

미국에서는 요가와 명상이 어느 정도 제도권에서 인정받는 치료 체계로 자리 잡아나가고 있다.

② 요가 치유는 스스로를 향상시키는 과정이다. 거기서 보살 핌을 구하는 사람이 요가 치유사의 도움으로 개인 맞춤의, 서서히 발전하는 요가 수행을 하는 것이다. 이 수행은 다차원적인 방식으로 질병을 다룰 뿐만 아니라 점진적이고 비침습적非侵襲的이며 보완적인 방식으로 고통을 경감시키는 것을 목적으로 한다. 병의 성격에 따라서 요가 치유는, 모든 방면에서 사람에게 예방적이거나 치료적일 뿐만 아니라 질병을 관리하거나 치유를 촉진하기 위한 방법으로 이용된다. — T. K. V. 데시카차르 Desikachar & K. 데시카차르Desikachar

②는 병을 예방하고 치유하고 고통을 완화하는 데 초점을 두므로 a관점에 가깝다고 볼 수 있다. 홈페이지에도 관련 내용이 없으므

로 일단 a관점으로 본다.

③ 파탄잘리의 요가 전통과 건강 관리를 위한 아유르베다적 체계에 원천을 둔 요가 치유는 건강 문제들에 직면한 개인들을 모든 방면에서 도와서, 그들의 건강 상태를 관리하고 증상을 완화하며 균형을 회복하고 생기를 증가시키고 태도를 개선할 수 있게 하기 위한 요가 기법과 수행법들의 응용과 적용을 가리킨다. — G. 크래프트소Kraftsow, American Viniyoga Institute

③은 파탄잘리 요가와 아유르베다에 그 근원을 둔다고 했으나, 병의 회복과 생기 증강과 더불어 정신적 변화가 필요한 '태도'의 문제에 그치므로 b관점이라 할 수 있다.

④ 요가 치유는 인간의 모든 면, 즉 육체적·심리적·영적인 면에서의 건강과 안녕에 초점을 둔, 고대의 과학인 요가의 한 측면이다. 요가 치유는 우리의 본성인 영성의 각성이라는 요가의 주요 목적에 대한 경험적 이해를 통해서, 몸과 마음에 균형을 가져오는 치유 여정으로서 요가의 길에 초점을 맞춘다. — J. 르페이지LePage, Integrative Yoga Therapy(U.S.A.)

④는 영성의 획득을 최종적 목적으로 삼고 요가 치유를 그 과정으로 이해한다는 점에서 엄격한 전통적 관점에 충실한 것으로 보인다. 그러므로 c관점에 해당한다.

⑤ 요가 치유는 그룹 클래스에서는 대개 다루어지지 않는 특정하거나 지속적인 건강 문제들을 가진 사람들의 요구에 요가 수행을 적용하는 것이다. ― L. 페인Payne, Samata Yoga Center(U.S.A.)

⑤는 다른 언급 없이 개별 맞춤식 프로그램을 건강에 문제가 있는 사람들에게 적용하는 것이므로 a관점으로 볼 수 있다. 그러나 그의 저작들이나 홈페이지 내의 프로그램 내용을 보면 심신상 관계에 나름대로 주목하고 있기에 b관점으로 보는 것이 타당하겠다.

⑥ 요가 치유는 건강 문제를 가진 사람들을 위해 요가 수행법들을 적용하는 것이다. 요가 치유사들은 개인의 요구에 알맞는 요가 동작, 호흡법, 이완 기법들로 된 특정한 수행법들을 처방한다. 의학 연구는 요가 치유가 몇몇 일반 질환에 대해 가장 효과적인 보완 치유법들 중 하나라는 것을 보여준다. 그러한 질환들은 임신이나 출산과 같은 일시적인 상태 또는 노화나 쇠약과 관련된 만성 질환과 같은 것들이다. ― R. 몬로Monro, Yoga Biomedical Trust(England)

⑥은 이미 그 단체의 이름도 '요가 생의학 트러스트'이고, 또 육체적 질병 중심의 치유를 하므로 a관점이라 볼 수 있다.

⑦ 요가는 동작과 호흡 수행에서부터 깊은 이완과 명상에 이르기까지 광범위한 심신수행법들로 이루어져 있다. 요가 치유

는 이들 수행법을 개인의 건강상 필요에 맞추는 것이다. 이것은 특정한 질병에 도움이 될 뿐만 아니라 전반적으로 건강이 양호해지도록 촉진한다. 요가 치유는 특히 일반적인 의료적 치료에도 불구하고 지속되는 많은 만성 질환들에 적합하다. ― M. 퀘일 Quail, Yoga Therapy and Training Center(Ireland)

⑦은 요가의 기법들은 다양하게 포괄하는 듯하나, 정의의 내용이나 홈페이지 내의 요가 치유 지도자 과정 프로그램을 보면 주로 신체 증상(병증)별 치유를 시행하는 것으로 보인다. 그러므로 a관점으로 볼 수 있다.

⑧ [요가 치유는] 육체적·감정적·정신적·영적 건강을 최상의 상태로 만들고 촉진하고 유지하기 위해 요가의 기법들을 사용하는 것이다. ― J. H. 라새터Lasater

⑧은 세 층위의 건강을 통합적으로 고려하고 있으므로 c관점에 해당한다.

⑨ 요가 치유는 인간의 특정 질병들에 대해 요가의 원리, 방법, 기법들을 적용하는 것으로 이루어져 있다. 이상적으로 적용하자면 요가 치유는 요가 그 자체처럼 본질적으로는 예방 수단이지만, 회복 수단인 예도 많고 완화 수단인 경우도 있으며 치료적인 경우도 많다. ― A. 브라운스타인Brownstein

⑨는 홈페이지가 없으므로 더 자세히는 알 수 없으나, 정의상 '특정 질병' 중심의 기법 적용이므로 a의 관점에 해당한다고 볼 수 있다.

⑩ 요가 치유는 특정한 영적, 심리적 또는 육체적 목표를 달성하려는 목적을 가지고 개인에게 요가적 원리들을 적용하는 것으로 정의할 수 있다. 채택된 방법들은 금계, 권계, 요가 동작, 호흡법, 제감, 집지, 정려, 삼매로 된 교훈적인 가르침을 포함하는 8지 요가의 구성 요소들에만 한정되지 않는 현명하게 구상된 단계들로 이루어져 있다. 개인의 필요를 충족시키기 위한 명상, 경전 학습, 영적·심리적 상담, 챈팅, 관상법, 기도, 의례 또한 포함된다. 요가 치유는 연령, 문화, 종교, 철학, 직업, 정신적·육체적 건강의 개인별 차이를 존중한다. 지성적이고 유능한 요가 수행자는 시간과 장소, 개개인의 나이, 체력, 활동들에 따라서 요가 치유를 적용한다. ― R. 밀러Miller

⑩은 IAYT의 공동 설립자답게 엄격한 관점을 유지하면서도 전통적인 요가의 방식에 매이지는 않고 있다. 그리고 비교적 자세하게 요가 치유 개념을 잘 설명하고 있다. c관점이다.

⑪ 요가 치유는 현대의 신조어이고, 서구의 의학적·심리학적 지식과 전통적인 요가의 관념과 기법들을 통합하려는 최초의

노력을 나타낸다. 전통적 요가가 '평범한', 즉 건강한 개인의 입장에서 주로 개인적인 초월과 관련이 있는 반면, 요가 치유는 등背의 문제로부터 감정적인 고통에 이르기까지 다양한 종류의 심리적이거나 육체적인 기능 장애에 대한 전일적인 치유를 목적으로 한다. 그러나 두 접근법은 통합된 심신체계로서 인간 존재에 대한 이해를 공유한다. 거기에 동적 균형 상태가 있을 때만 이것은 긍정적으로 작용한다. — G. 포이에르슈타인Feuerstein

⑪은 탄탄한 요가 철학 지식에 근거하여 요가와 요가 치유를 구분하고 있으며 '양자의 동적 균형'의 중요성을 강조하고 있다. 양자가 인간 존재에 대한 이해를 공유한다는 점으로 미루어보아 이

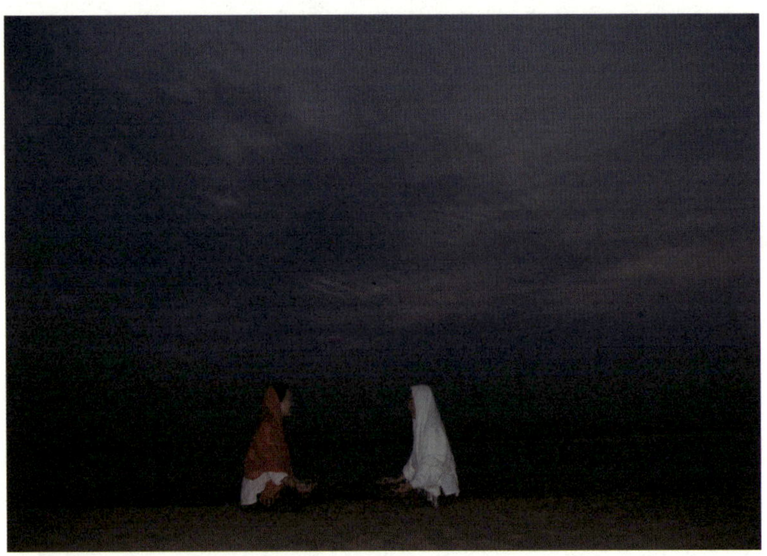

요가 치유는 19세기 이후 사회 문화적 환경의 급격한 변화와 의료의 발달에 이어 새롭게 생성, 발달된 관념이다.

'동적 균형'은 요가 치유가 각각의 치유 상황에서 영적 존재로서의 인간을 얼마나 담아내는가, 바꿔 말하면 요가의 '초월성'을 얼마나 적절하게 지향하고 있는가를 의미하는 것으로 이해해볼 수 있다. 요가 치료에 대한 매우 현실적인 정의라 할 수 있다. 일단 c관점으로 분류하겠다.

⑫ 요가 치유는 전일적인 치유 기법이다. 이것은 치료 처방이라기보다는 존재와 자각을 불러일으킨다. 더 깊은 존재와 자각에 이르기 위해 오래된 요가적 접근법들을 사용하는 우리는 자신을 더 완전하게 알 수 있다. 그러한 앎을 통해서 우리는 육체적, 감정적, 영적인 면에서 변화하고 성장하며 웰빙을 향상시킬 수 있는 기회를 더 쉽게 받아들일 수 있게 된다. ― M. 리Lee, Phoenix Rising Yoga Therapy

⑫는 영성의 완전한 회복을 추구하는 전통적인 요가 수행의 관점을 고수하는 매우 엄격한 c관점이다.

⑬ 요가 치유는 개개인들이 더 건강해지고 질병에서 자유로워질 수 있도록 그들에게 요가를 사용하는 것이다. ― G. 모한 Mohan, Svastha Yoga and Ayurveda

⑬의 정의는 a관점으로 보인다. 그러나 크리슈나마차리야 Krishnamacharya의 전통을 따르고 있고 또 홈페이지의 프로그램 내용

을 보면 심신의 연관에도 주목하고 있다. b의 관점으로 분류해볼 수 있다.

⑭ 요가 치유는 거의 요가 그 자체만큼이나 오래되었다. 사실상 '대우주로부터, 마음은 그 속에 존재하는데, 분리되었다고 느끼는 마음의 회복'이 첫 번째 요가 치유를 나타낸다. 요가 치유는 "마음, 감정, 육체적 질병에 대해 통합적으로 이해하려는 인간의 첫 번째 시도라 불릴 수 있고, 세상에서 가장 오래된 전인적인 개념이고 치유이다." — 스와미 기타난다 기리Swami Gitananda Giri

⑭에서 그의 저술 『요가 치유-기원과 범위, 현실적 적용*Yoga Chititsa-Yoga Therapy : Origin, Scope and Practical Application*』을 보면 요가 치유의 내용으로 52가지 분야를 제시하고 있다. 매우 엄격한 c관점이다.

이상의 내용을 요약하여 도표로 정리해보면 다음과 같다.

증상 치료적 관점(a관점)	현대적 관점(b관점)	전통적 관점(c관점)
② 데시카차르, ⑥ 몬로, ⑦ 퀘일, ⑨ 브라운스타인	① IAYT, ③ 크래프트소우, ⑤ 페인, ⑬ 모한	④ 르페이지, ⑧ 라새터, ⑩ 밀러, ⑪ 포이에르슈타인, ⑫ 리, ⑭ 기타난다 기리

이 도표를 보면 증상치료적 관점(a)이 넷, 현대적 관점(b)이 넷, 전통적 관점(c)이 여섯으로 나타난다. 현재 전통적 관점을 유지하려는 경향이 가장 큰 비중(42%)을 차지하고 있는 것으로 보이지만 생의학적 패러다임의 영향(29%)도 눈에 띈다. 그리고 한편으로는 a와 c

의 관점을 조화롭게 융합하려는 고민이 엿보이는 현대적 관점의 비중(29%)도 적지는 않다.

그러나 본 연구가 일단은 인터넷 상에 나온 자료를 취합하여 분류해본 것이므로, 정의는 전통적 관점으로 하지만 현장에서는 전통적 관점의 내용을 담보하지 못한 프로그램을 운영할 수도 있다. 다시 말해 전통적인 관점을 고수하는 경우에도 치유사가 구체적인 치유 현장에서 현실적으로 영성을 담아내는 치유법들을 얼마나 개발, 적용하고 있는가라는 점은 다시 검토해보아야 한다. 마찬가지로 증상치료적 관점으로 분류되었지만 현장에서는 현대적 관점으로 프로그램을 운영할 수도 있다. 향후 각 단체들의 현황에 대한 구체적인 보충 연구가 필요하다.

3. 끝맺는 말

해탈을 추구하는 인도 종교 철학과 수행 체계에서 전개는 병이고 해탈은 치유이다. 요가도 마찬가지이다. 요가의 눈으로 이 전개된 세계에 내던져져 있는 한 인간을 보면, 존재 구성면에서는 신체성, 정신성, 영성이 결합된 '삼성일체三性一體'로 되어 있다. 또 시간이라는 측면에서 보면 이 존재의 신체성과 정신성은 '생노병사'라는 과정을 겪게 되고, 영성은 이 모든 고통을 넘어서 있다.

앞서 살펴본 현대 요가 치유의 3가지 관점 중 증상 치료적 관점(a)과 현대적 관점(b)을 수용하면 '노'와 '병'의 문제를 주로 다루게 된다. 전통적 관점(c)을 수용하면 앞의 두 고통에 더하여 가장 근원적이고 본질적이며 치유하기 어려운 '생사'의 고통도 치유 대상으로 삼게 된다.

사실상 c관점을 수용하게 되면 요가 치료사는 숙련된 수행자여야만 한다. 이 점은 요가 치유를 현실적으로 실천하기 어렵게 만드는 이유들 중 하나이다. 스와미 기타난다 기리Swami Gitananda Giri는 요가 치유의 어려움을 3가지 측면으로 설득력 있게 설명한다. 첫째는 전통적인 요가 치료 관련 정보가 거의 없다는 것이다. 둘째는 요가 치유를 사용하려는 많은 치유사들이 개인적으로 요가를 수행하지 않아서, 질병을 다룸에 있어 요가 치유의 진정한 영역을 놓치게 된다는 것이다. 셋째는 환자의 문제로, 환자들이 의료 광고에 과다 노출되어 있고, 요가 치유처럼 색다른 치유에 대한 편견으로 인해 '즉각적' 치유 효과를 거두기를 원한다는 것이다.[25]

요가 치유의 관점들 중에서 전통적인 관점이 요가의 본의를 가장 잘 담고 있다. 그렇다고 해서 증상 치료적 관점이나 현대적 관점이 무용하다는 것은 결코 아니다. 앞서 보았듯이 요가 치유는 현대에 들어 새롭게 생성, 발달된 관념이다. 19세기 이후로 사회 문화적 환경이 급격히 변했고, 과학적 의료도 엄청나게 발달을 하였기에 이러한 제반 여건들과 조화를 이루는 요가 치료 관념을 고민할 수밖에 없다. 비록 전통적 관점으로 분류했지만 현대적인 관점을 포괄하고 있는 G. 포이에르슈타인의 정의가 현재로서는 가장 현실적인 정의라고 생각된다.

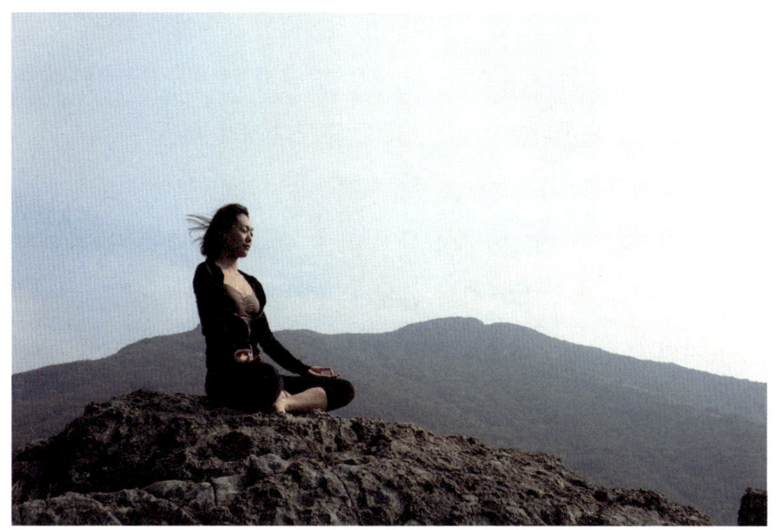

영성의 회복이라는 요가의 핵심이 어떤 식으로든 요가 치유에 반영되어야만 한다.

　정통적인 요가에서 영성의 완전한 회복이라는 요소는 등대에서 불빛과 같은 것이다. 이것은 요가의 궁극적인 목표이자 요가를 요가이게 만드는 핵심 요소이기에 어떤 식으로든 요가 치유에 반영되어야 한다는 점은 재론의 여지가 없다. 왜냐하면 요가 치유에서 영성을 배제시킨다면, 이 치유란 고통의 바다에서 심신이 지치고 병든 사람들이 다시 그 바다에 들어가 상처를 주고받으며 고통스럽게 살게 되는 과정을 연장시키거나 일시적으로 견딜 만하게 만들어주는 임시방편에 불과하게 될 것이기 때문이다. 휴전休戰이 아니라 종전終戰이 필요하다.

　그러나 전통적으로 영성의 회복은 종교의 영역으로 치부되어왔다. 또 현재 심신 통합 의학조차도 의학계에서 비주류이다. 이런 점들을 감안해보면 의료의 영역에서 영성까지 통합한다는 것은 현실적인 심각한 어려움을 안고 있다. 이 지점에서 포이에르슈타인이 언급한 '요가'와 '요가 치유'의 '동적 균형'을 다시 한 번 생각해볼 필요가 있다. 동적 균형이란 아마도 전체 치유 체계가 모두 영성의 회복을 지향하도록 맞춰져 있지만, 실제적 치유 과정에서는 바로 환자의 신체적, 정신적 필요에 충실한 방법을 제시할 수 있는 상태를 지칭하는 것이라 생각된다. 이를 위해서는 새로운 실천 방향을 모색하며 양자의 조화로운 관계에 대해 숙고하고 세부 내용을 채워나감으로써 알맞은 요가 치유관을 정립하려 노력해야 할 것이다. 다만 한 가지 분명한 것은 기타난다 기리의 지적처럼 요가 치유사는 반드시 요가 수행을 해야 한다는 점이다.

이를 위해서는 국외의 앞선 요가 치유 관련 정보들을 국내에 폭넓게 소개해야 할 것이고, 요가인들, 특히 요가 치유에 관심 있는 사람들 사이에 논의의 기회가 늘어나야 할 것이다. 그리고 또 하나, 의료는 사회 문화적 맥락이 있다는 점을 간과하지 말아야 할 것이다. 한국의 특성이 반영되어야 할 것이다. 여기에는 한의학이나 여타 국내 보완 대체 의학들과의 연관 문제도 포함될 것이다.

이 논의를 시작으로 요가 치유와 관련된 보다 폭넓고 깊이 있는 다양한 연구를 해보고자 한다. 요가의 방대한 영역들을 필자 혼자 넘나들기에는 역부족이다. 향후 분과의 경계를 넘어서 많은 분들과 함께 이 주제에 대해 고민하고 해결할 수 있었으면 하는 바람이다.

4 요가와 생태

김미숙

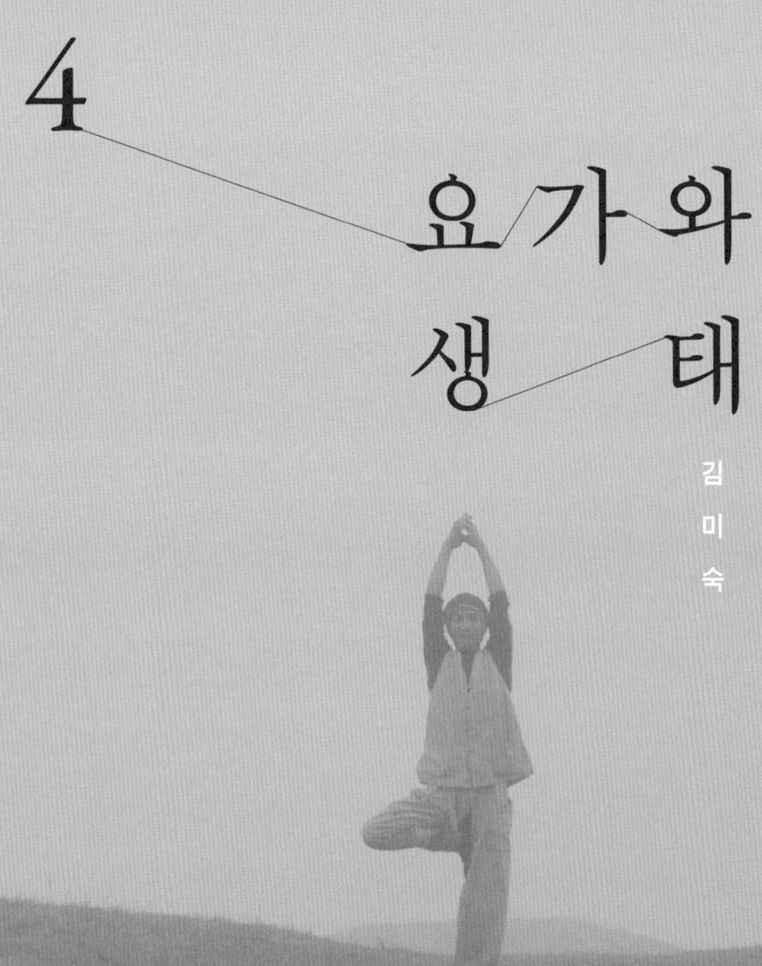

공생 요가는 사실 특별하거나 새로운 요가가 아니다. 인간 이외의 존재,
즉 자연 생태계 안의 모든 존재의 공존 공영을 의식하고 배려하면서 요가 철학적 방식으로
살아간다면 그것이 곧 공생 요가를 실천하는 길이 될 것이다. "모든 것이 전부 요가이다.
모든 것을 요가적인 방식으로 행하라. 그가 바로 완전무결한 요가 수행자이다."

요가와 생태의 연결점

20세기가 끝나가고 바야흐로 21세기가 시작될 때였다. 새로운 세기에 대한 갖가지 예측이 난무한 가운데 앞으로 백 년, 신세기 동안은 '생태, 영성靈性, 여성'이 핵심어가 될 것이라는 설이 주목을 끌었다.

그 중에서도 생태 분야가 중요한 이유는 지구 환경 문제가 갈수록 심각한 양상을 띠고 있기 때문이고, 영성의 중요성은 산업화와 자본주의의 심화로 인해서 피폐화되고 있는 인간의 정신이 종교적 영성에 의지할 수밖에 없을 것이라는 설명이 뒤따랐다. 그리고 21세기에 여성이 중요한 이유는 상당히 복합적인데, 여성과 함께 중시되는 것은 감성이라는 단어였다.

생태가 중요하고, 영성과 여성, 감성 등이 중요한 축이 될 것이라던 21세기도 벌써 10여 년이 흘렀다. 지금으로서는 굳이 부정할 이유 없이 그러한 예측대로 흘러가고 있는 듯하다. 이러한 시점에 요가와 생태 문화 간의 관계를 고찰하는 것은 보다 더 전향적인 시각을 제공하는 기회가 되리라고 본다. 그런데 엄밀히 말하자면 요가는 생태보다는 영성이라는 핵심어에 더 깊은 관련성을 가지고 있다. 요가는 실천을 강조하는 인도 종교이며, 요가를 통해서 자신에게 내재하는 신적인 힘을 실현시키는 데 목적을 두고 있기 때문이다.

어떻게 요가를 통해서 신적인 경지에 도달하는가? 요가의 원뜻은 결합이다. 간단한 의미로는 몸과 마음을 한데 묶는 것을 요가라 한다. 더 나아가서는, 요가를 통해서 마음은 영혼에 묶이고, 그 영혼은 신과 하나로 묶인다. 궁극적으로 요가는 인간의 심신이 신과 한데 묶이는 경지이자 신과 인간이 하나로 합치하는 경지, 즉 해탈을 추구하는 인도 수행법의 일종이다. 그런 까닭에 요가는 그 처음 발단부터 현대에 이르기까지 인간의 심신 수련에 초점이 맞추어져 있다고 해도 과언이 아니다.

그런데 현재 대다수의 일반인은 요가란 자신의 건강을 위한 신체 훈련 정도로 알고 있다. 단적인 예로서 수많은 매스컴 매체 상에 오르내리는 요가 관련 기사를 들 수 있다. 그러한 정보 매체에서 요가는 스트레스가 많은 현대 사회에서 잘 살기 위한 기법 또는 치유법 정도로 다루어지고 있는 것이 그 실제 현상이다.

그런 까닭에 요가와 생태 문화의 연결고리를 찾기란 쉬운 일이 아니다. 왜냐하면 생태 문제란 일차적으로 인간의 심신 영역에 직접적으로 관여한다기보다는 인간의 외적인 환경 문제를 그 중심 대상으로 삼고 있기 때문이다. 그렇다면 생태와 요가는 어떠한 연결고리를 통해서 상호 접점을 갖는가?

현대에 이르러 생태 환경의 문제는 인류의 당면 과제로 등장하였고, 요가 또한 현대 인간이 직면한 심신의 위기 상황을 극복할 수 있는 대표적인 해법으로 정착된 지 이미 오래이다. 그리고 이러한 국면을 반영하여, 자연의 질병이라 할 생태 문제를 요가적인 해법으로 풀어나가고자 하는 '생태 요가'라는 말이 생겨나기에 이르렀다.

생태 요가란 헨릭 스콜리모우스키Henryk Skolimowski가 최초로 제안한 개념이다. 생태 철학의 기초자로 불리는 스콜리모우스키는 일찍이 생태 연구와 요가를 접목시켜서 하나의 체계로서 완성시키고

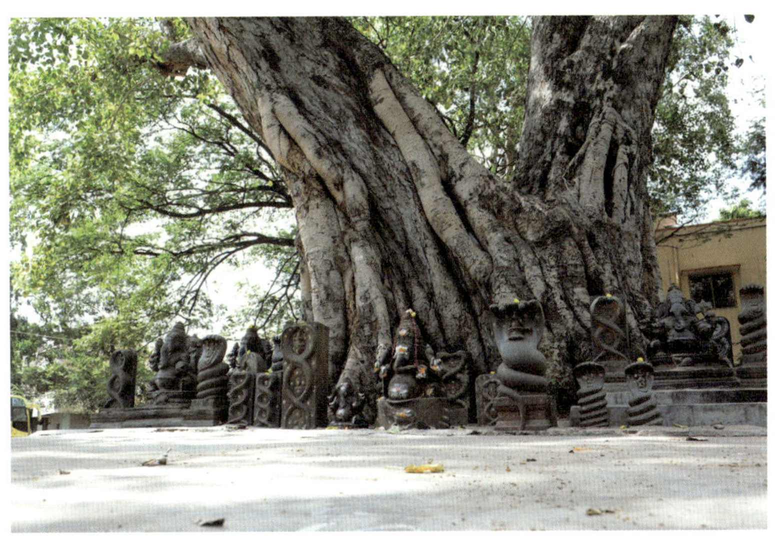

인도에서는 여러 가지 동물과 식물, 자연물에 대한 신앙의 흔적들을 쉽게 찾아볼 수 있다.

자 시도했던 선구자였다. 그는 생태 요가 즉 에코 요가eco-yoga뿐만 아니라 에코 요기eco-yogi, 에코 카르마eco-karma 등의 개념을 고안하였고, 생태 철학의 실천 원리를 인도의 요가에서 찾고자 노력하였다.

인도의 전통 요가 개념에서는 찾아볼 수 없는 '생태 요가'라는 용어에는, 환경과 생물의 생태학적 차원과 인간의 심신 차원이 필연적으로 연결되어 있다는 전일적全一的 세계관이 그 배경으로 자리하고 있다.

이에 따라 필자는 먼저 요가와 생태, 그 각각의 개념과 배경을 일별한 뒤에, 생태 문화와 요가의 연결점을 요가 철학의 전일적 세계관을 토대로 하여 모색해보았다. 그런 다음에 생태 요가의 지향점을 요가의 윤리적 실천 조목에서 찾아보고, 요가와 생태를 접목한 공생 요가를 고안하여 실현시키는 방안을 제안하고자 한다.

요가의 원형과 발전

인간은 누구나 후회 없이 행복한 삶을 이루고자 하지만 뜻처럼 쉬운 것만은 아니다. 고대부터 인간이 꿈꾸는 행복의 길로 이끌어주는 한 수단으로서 고안된 인도 수행법을 요가라고 정의한다면, 보편적 개념 정의에서도 크게 어긋난 것은 아닐 것이다.

요가는 현대에 이르러서 특히 문명의 폐해와 인간이 겪는 실존적 고통을 치유하는 한 방법으로서 거의 신드롬에 가까운 붐을 이루고 있다. 이러한 경향은 인도를 비롯한 남아시아에서야 두말할 것도 없고 서구뿐만 아니라 우리나라를 비롯하여 전 세계적으로 갈수록 가속화되고 있는 실정이다. 이러한 현상은 요가의 르네상스 시대라고 불릴 정도이다. 이처럼 인도의 요가가 우리 안의 문화로 흡수되어 안착한 데에는 인간 보편의 행복을 지향하는 요가의 철학적 특성이 어렵지 않게 수용되었기 때문일 것이다.

그렇다면 요가는 그 발상지인 인도의 고대 시기에도 보편적인 인간의 행복을 추구하기 위해서 고안되었던 것일까?

요가의 기원과 원형에 대해서는 아직도 적잖은 논란이 있다. 그에 대한 주장들을 크게 셋으로 나누자면 다음과 같다.

첫째, 베다 아리야 전통에서 기원한 것으로 보는 설이 있다.

둘째, 비非베다적이고 전前베다적인 슈라마나 전통에서 비롯되었다고 보는 설이 있다.

셋째, 비非아리야적이지만 하랏파 문명에서 기원했다고 보며, 슈라마나로 특정하지 않는 입장이 있다. 이 경우에는 요가를 슈라마나로 특정하기보다는 아리야 전통 그 이전부터 선재했던 인도의 고대 토착민의 문화라고 간주하며, 이러한 견해는 특히 슈라마나 문화의 요가 수행을 베다 아리야 문화보다 뒤늦은 형태로 간주하는 입장에서 주장하고 있다.

그러나 필자는 요가라는 수행 문화가 슈라마나적 전통에서 기인한 것으로 보고 있으며, 슈라마나 전통은 베다 아리야 문화보다 더 오랜 토착 문화까지 아우른 개념으로 보고 있다.

요가는 희생 제의를 중심으로 삼고 있는 브라마나, 즉 베다 아리야 문화와는 대극에 있는 불살생주의적이고 고행주의적인 슈라마나 전통에 그 사상적 뿌리가 이어져 있기 때문이다.

현재 우리나라 사람들이 요가라고 하면 곧장 떠올리는 자세 수련 중심의 요가는 본래적 의미의 요가 중에서도 극히 작은 한 부분

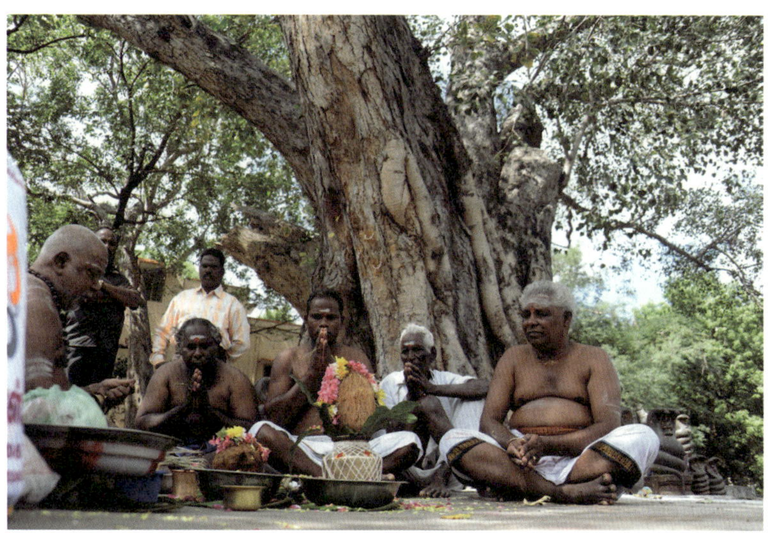

베다 아리얀 전통을 잇고 있는 힌두교의 푸자(공양) 의례.

에 불과하다.

요가의 기원은 갖가지 체위나 자세 중심의 아사나 요가 또는 하타 요가에 있는 것도 아니고, 아사나가 요가의 전부도 아니다.

요가의 본래적 의미와 실제는 가만히 나무 그늘에 앉아서 자아를 성찰하는 것을 뜻했다. 오늘날 요가를 명상이라는 단어로 번역해서 쓰기도 하는데, 바로 그러한 용법이 원형적 요가의 목적을 내포한 용법에 합당하다고 해야 할 것이다.

그런데 우리가 일반적으로 명상이라고 말할 때에는 고요히 앉아서 자신 또는 자아를 성찰하는 수련법을 지칭하여 말한다. 바꾸어 말하면 명상이라는 범주에는 갖가지 아사나 요가를 포함하지는 않는 것이 통상적인 용례이다. 따라서 요가는 명상이라는 단어로 바꾸어 쓰기에는 서로 지시하는 의미 영역이 합치하지 않는다.

요가의 어원적 의미 그대로 몸과 마음이 하나로 묶여지는 고요한 상태가 바로 요가이다. 다시 정의하자면, 원형적 요가란 '신체의 다섯 부분, 즉 두 무릎과 두 손, 머리 등을 고정한 채로 마음을 고요히 안정시키는 상태'를 말한다. 그러나 현대에는 이러한 원형적 요가 개념에서 훨씬 더 확장된 의미로 쓰이고 있다. 신체의 각 부분을 움직이지 않고 평정하게 고정시켜서 심신의 안정을 얻은 후에 해탈을 성취하여 궁극적인 승리자가 되는 것을 도모할 뿐만 아니라, 그 목적을 성취하기 위해서 거치는 과정 속에서 갖가지 수단이 되는 수행법도 요가에 포함시키고 있다.

고대로부터 현대에 이르기까지 다양하게 발전된 요가의 종류를 열거해보면 다음과 같다.

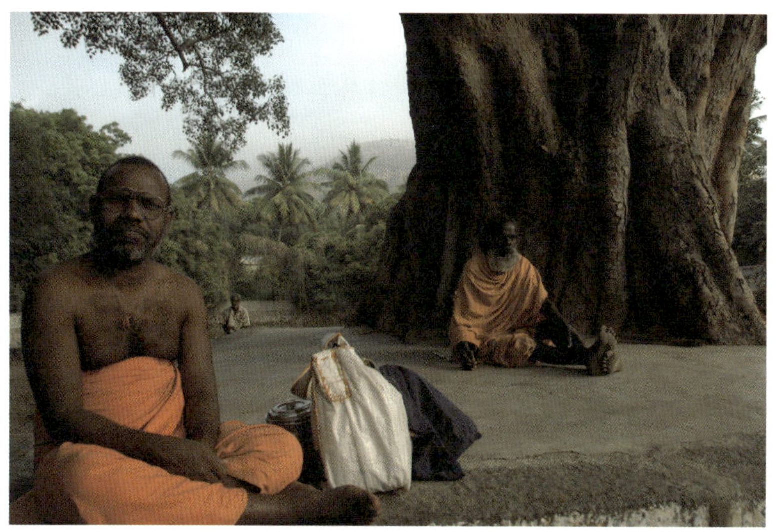

요가의 본래적 의미와 실제는 가만히 나무 그늘에 앉아서 자아를 성찰하는 것을 뜻했다.

8지 요가aṣṭāṅga-yoga, 지식jñāna 요가, 신애信愛, bhakti 요가, 카르마 요가, 신체 수련 중심의 하타haṭha 요가, 호흡 조절을 중심으로 수련하는 프라나야마prāṇayāma 요가, 특별한 문구라든지 신의 이름을 암송하는 만트라 요가 또는 자파 요가, 그리고 '완전무결한 요가'라고도 부르는 통합 요가integral yoga와 최근 유행하고 있는 핫hot 요가에 이르기까지 이루 다 헤아릴 수 없을 만큼 다양한 요가 종류가 성행하고 있다.

이처럼 요가라는 단어가 붙어 있는 경우 외에도 수행을 표현하는 여러 용례가 있다. 예를 들어서 마르가mārga, 사다나sādhana 등은 '어떤 목적을 성취하기 위해 실천하는 자기 노력, 또는 정신적인 수련, 수단, 방도' 등을 의미한다. 이러한 용례도 포함하면 이 세상 모든 것을 다 수행 방법으로 삼고 있다고 해도 과언이 아니다.

　요컨대 육체적이거나 지적인 수련 방법 모두가 요가에 속하며, 요가라는 말이 붙어 있든지 그렇지 않든지 간에 한 마디로 말하자면 이 세상 모든 것, 요가 아닌 것이 없다.

　모든 삶은 하나의
　위대한 요가.
　삶과 조화를 이루며
　호흡하는 것이
　요가라네.[1]

　결국 누구나 스콜리모우스키의 이 말에 동의하지 않을 수 없을 것이다. 다만 경우에 따라서 전적으로 육체 수련에만 중점을 두고 수련하는 경우에는 요가의 본질 내지 원형과는 어느 정도 거리감이 있다는 비판도 제기되고 있다.

　고전 요가의 규준이 되어 있는 『요가수트라』에서 선언하듯이 요가란 마음 작용을 지멸하는 데에 그 궁극적인 목적이 있기 때문이다.

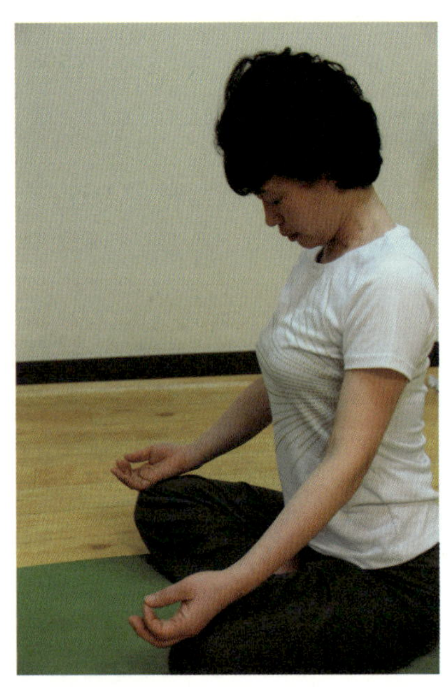

요가 사상의 근원적인 핵심은 인간의 몸과 마음을 합치시킨다는 데 있다.

현재 우리나라를 비롯한 세계 각국에서 시행되고 있는 각종 요가 프로그램들이 단순 체육이나 신체 운동에 속하든지, 아니면 전통 요가 또는 고전 요가적인 수행에 속하든지 간에 요가는 인간의 행복을 도모하는 데에 잇닿아 있다는 점은 부인할 수 없을 것이다.

고대부터 현대에 이르기까지 요가의 다양한 변용에도 불구하고, 요가 사상의 근원적인 핵심은 인간의 몸과 마음을 합치시킨다는 데 있었고, 그러한 합일을 통해서 요가 수행자들은 궁극적인 실재로서의 신을 내재적으로 깨닫고자 하였다. 그것이야말로 요가 수행자가 바라는 지복至福의 경지, 해탈 상태였다.

그렇다면 지난 세기의 후반기에 들어서야 세계적인 당면 과제로 부각된 생태라는 새로운 용어는 어떻게 요가와 관련되는가?

생태와 생명의 개념

생태학, 즉 에콜로지ecology라는 말은 그리스 어 오이코스oikos와 로고스logos의 합성어에서 유래된 말이고, 생태학은 환경 과학이라고도 부르는 새로운 학문 분야이다. 구체적인 의미 용례로서의 기원은 1866년 독일의 헤켈E. H. Häckel이 저술한 『일반 형태학』에 나왔던 에콜로지Ecologie로 보고 있다. 그 책에서 헤켈은 생물학 또는 생물 지리학의 의미로서 에콜로지라는 단어를 사용하고 있다.

도널드 휴즈Donald J. Hughes는 생태학에 대해 '살아 있는 것들과

다른 살아 있는 것들 또는 주위 환경과의 상호 관련성에 대한 탐구'
라고 정의를 내리고, '서로 영향을 주고받는 무리들을 총체적으로
말해서 생태계ecosystem'라고 하였다.[2] 따라서 여기에 해당되는 것은
인간, 동물, 식물 등을 비롯한 모든 생물체와 그에 부수되는 모든 환
경적인 요소이다.

　20세기 후반에 다른 어떤 학문 분야보다 급속히 성장한 생태
학은 인간을 포함한 모든 생명체가 거주하고 있는 환경 전체를 연
구 대상으로 하며, 매우 광범위하고 복합적인 영역을 동시에 아우르
는 종합 학문적인 성격을 띠고 있다. 하지만 그처럼 복합과 융합을
넘나드는 생태학의 연구 분야에서도 기준이 되는 핵심 용어가 있다.
바로 생명이라는 단어이다.

　인도에서 생태학은 지바 바시키jīva-vāsīki라고 하는데, 이때 지바
jīva란 창조물, 생물, 생명, 정신 등을 지칭하고 있다. 지바라는 용어
는 문헌과 학파에 따라 그 의미가 달라지기는 하지만, 일반적으로
생명을 가리키며, 그 뜻보다 더 흔히 영혼이나 정신을 의미한다.

　인간의 생명이 탄생하여 청춘기를 거쳐서 노년기에 이르고 차
츰 쇠멸해가는 것은 곧 자연의 순리 속에서 빚어지는 하나의 경이
인 동시에 보편적인 일상의 하나이다. 더구나 자연 속 모든 생명은
인간의 생명 순환 과정과 전혀 다르지 않다. 그들도 인간처럼 자연
의 이치에 순응하며 존속과 사멸을 반복한다.

　이미 오래전, 고대 인도인들은 우주와 자연은 현현 상태와 미현
현 상태라는 양 단계를 거치는 과정이 순환 반복된다고 간파했다.
고대 인도의 성현들은 현현 상태의 자연 존재가 중요한 만큼 미현현

상태의 자연 단계도 존중해야 하며, 배려하면서 공존해야 한다고 역설했다. 더 나아가서 죽음 이후의 생을 준비하기 위해서 현생 전체를 쏟는 수행도 마다하지 않았다. 그리고 그러한 수행 전통이 바로 요가를 낳았다.

일찍이 우주 속 인간의 영혼이라는 관념을 배태한 베다 사상을 꽃피웠던 인도인들, 그들은 추호도 의심 없이 생명이나 생태에 대한 개념적 시원도 이미 베다 속에 깃들어 있다고 말하기를 주저하지 않는다. 왜냐하면 베다는 인간의 정신 너머의 것들에 대한 한없는 관심과 애정의 산물이기 때문이다.

따라서 인도인에게 생태라는 용어는 서구인이 느꼈던 생소함은 거의 없었다고 말해도 좋을 것이다. 고대로부터 인도인에게 선재해 있었던 영혼의 개념은 현대인이 인정하는 생태의 주체 개념으로서의 생명 개념과 다른 점이 거의 없다. 특히 요가 학파에서 인정하는 프라나 샥티prāṇa-śakti 개념은 생명 에너지bioenergy 개념과 일치한다고 보아도 틀림없을 것이다.

요가와 생태 문화의 전일적 세계관

인간이 외부 세계를 바라보는 관점과 태도는 매우 다양하며 그에 따라 자연 환경을 대하는 태도가 달라진다. 예컨대 세계관의 태도에 따라 부정적인 관점, 소극적인 관점, 통제적인 관점, 미학적인

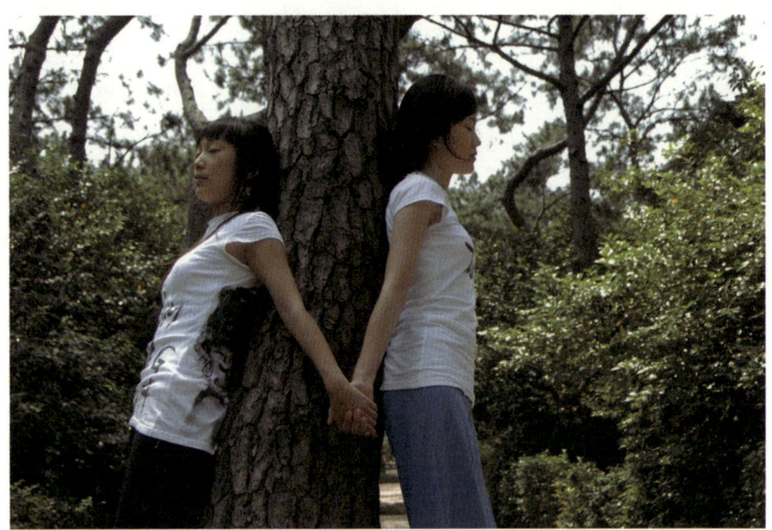

생태 중심주의는 생명 중심주의와 밀접한 관련을 갖는다. 나무와 합일감을 느끼는 요가 명상.

관점, 공리적인 관점, 생태적인 관점, 자연주의적인 관점, 과학적인 관점, 도덕적인 관점, 인도주의적인 관점 등 자신이 중요시하는 가치에 따라서 세계를 바라보는 눈이 달라질 것이다. 그 중에서 생태적인 관점과 자연주의적인 관점은 인간과 자연 환경의 관계를 설정할 때, 인간 개체보다는 전체적인 자연 생태를 중심으로 하여 관찰 판단한 후 행동하는 것을 말한다. 생태 중심주의ecocentrism로 불리는 이러한 태도는 생명 중심주의biocentrism와 매우 밀접한 관련성을 갖는다.

하지만 때로는 생명 중심주의가 극단적인 생태 중심주의를 취하기도 하여 도리어 반박을 사기도 한다. 생태주의를 비판하는 이들은 생태 보호나 환경 보호 정책이 너무나 과도한 경향을 보이며, 잠재적인 경제 비용 또한 터무니없이 많다고 비판하기 일쑤이다. 그러한 주장을 하는 이들은 반환경주의 운동과 연결고리를 맺기도 한다.

생태 중심주의를 반대하는 입장은 흔히 정복주의적 세계관 또는 인본주의적 세계관을 토대로 자연 환경을 바라보는 견해와 동일 선상에 놓여 있다. 그러한 세계관을 취하는 이들은 고대로부터 자연 자원은 인간의 정복 대상으로서 인간의 필요에 따라 이용될 따름이라고 보는 입장을 취한다. 또한 인류의 역사가 경제적 번영을 지향하는 방향으로 전개되면서 자연은 인류의 이익을 위해서라면 희생되어도 마땅하다는 데에 의문을 갖지 않는다. 더 나아가 환경이 고려되어야 하는 까닭마저도 인간의 지속적인 경제 발전을 위한 요구 때문이라고 본다.

예컨대 150만 종에 이르는 지구상의 동식물과 미생물을 보호하고 그로 인하여 발생되는 경제적 혜택을 선진국과 개발도상국이 함께 공유하기 위한 '동식물과 천연 자원 보존 협약' 즉 '생물 다양성 협약'이 1993년 12월 30일에 발효되었다. 하지만 이러한 협약은 궁극적으로 인간을 위한 유용성을 목적으로 하는 보호 협약일 따름이다.

인간을 위해서 희생되어도 좋은 다른 어떤 생물은 애초에 존재하지 않는다. 이와 같은 취지로 로빈 애트필드는 이렇게 말하였다.

"생태계는 그것이 지탱해 주고 있는 생명체를 위해 보호되어야 한다. 따라서 인간과 생물권 사이에는 어느 것이 우월하다는 결정을 할 수 없다. 즉 생물권을 보호하는 이유는 인간과 여타의 생명체에 대한 이익 관심 때문인데, 무엇이 우월한지를 가릴 수 없다."[3]

그리고 크리스트교적 신 중심주의에 따르면 자연은 신의 창조물이고, 인간은 단지 그것을 돌보는 관리자의 입장이라고 보는데, 그에 따르면 인간은 청지기와 같아서 성경의 명령을 따라서 신의 창조물을 잘 돌보아야 하는 것이 생태주의적인 해석이며 정의正義라고 한다.[4]

그러나 요가적 세계관은 크리스트교에 입각한 신 중심주의적인 세계관보다 훨씬 더 생태적이며 자연주의적인 세계관을 보여주고 있다. 인도의 전통적인 해석에 따르면, 요가에는 상반되는 두 가지 측면이 있다.[5]

첫째, 욕망에 이끌려서 카르마를 낳는 심신의 모든 결합 행위가 요가이다. 이 경우에 신체적 활동, 언어적 활동, 심리적 활동, 셋을 3요가 행위라고 하며, 카르마의 세 통로라고 말한다.

둘째, 카르마를 낳는 욕망을 근절하고자 수련하는 모든 심신 행위가 요가이다.

첫째의 경우는 적극적으로 행하는 데서 생겨나는 것이며, 결합과 합일 행위를 뜻한다. 반대로 둘째는 소극적이고 부정적인 방향으로 작용하는 데 그 의도가 있다는 점이 첫째의 용례와는 다르다. 이처럼 요가라는 하나의 단어에는 극단적으로 상반되는 두 의미가 공존하고 있다. 물론 일반적으로는 둘째 의미만을 취하여 욕망을 끊고자 수련하는 요가 또는 요가 수련을 통해서 궁극적인 신과의 결합과 합일을 추구하는 힌두교적인 개념으로 이해하고 있다. 그러나 보다 광의의 요가 철학적 세계관으로 볼 때, 이 세상 모든 존재세계의 전개 양상과 행위는 요가 아닌 것이 없다고 말한다. 그것이 결합 작용이든 분리 작용이든지 간에 모두 '요가적 작용'에 포섭되기 때문이다. 왜냐하면 한 쪽에서의 분리 현상일지라도 다른 어떤 것과의 다른 차원의 결합을 초래한다고 보기 때문이다. 이러한 관점은 대표적인 전일적 세계관이라 할 수 있는데 요가와 생태 문화의 연결점도 바로 여기서 찾아볼 수 있다.

이 세상 모든 것이 요가 아닌 것이 없다는 관점은 이 세상 모든 존재가 상호간에 영향을 주고받는 관계적 존재라는 말의 또 다른 표현이다. 그리고 이러한 관점은 온 우주가 하나의 유기체와 같다는 전일적 세계관으로 귀결된다. 세계가 상호 영향을 주고받을 수밖에 없는 구조에서는 털끝만큼이라도 움직임이 있다면, 그로 인한 영향력도 부인할 수 없다. 마치 나비의 날개짓 한 번이 언젠가는 큰 태풍이 된다는 말처럼, 요가적 세계관은 소소한 하나의 카르마에서 시작하고 그 영향력과 장차 미래의 결과를 중요시한다. 한 개인이 지어낸 카르마일지라도 궁극에는 온 우주적인 결과를 낳는다는 것을 믿기 때문이다.

엄밀히 말하면 요가 철학의 전일적 세계관을 생태 중심주의로 간주하기는 쉽지 않다. 왜냐하면 요가 철학의 중점은 인간이 요가를 통해서 인간성 즉 욕망과 고통의 존재 상태를 초극하는 경지에 이르러 자신에게 내재된 신성을 실현하는 데 있기 때문이다. 그러나 그러한 목적 달성을 위한 세칙은 매우 생태주의적인 관점을 내포하고 있다.

요가의 전일적 세계관은 인간만을 중시한 것은 결코 아니다. 인간은 의식주 활동을 하면서 동물, 식물, 광물을 비롯한 온갖 자연 환경 요소와 긴밀한 관계를 맺지 않을 수 없다.

전통적인 요가 수행처가 자연 그대로의 숲 속이었고, 음식은 식물을 중심으로 한 자연 채취 상태에 가까운 채식 위주의 식단을 취하며, 의복 또한 지극히 소박하고 최소한에 그친다. 두말할 것도 없이 자연 친화적이며 생태주의적인 생활 방식이 아닐 수 없다.

전일적 세계관에서는 인간 또는 그 어떤 개체만의 이익이나 존속을 위해서 다른 개체의 희생을 전제하지 않는다. 오로지 인간의 이익을 위해서 다른 모든 생명체를 도구화했던 인간 중심의 공리주의적 세계관은 결코 용납되지 않는다. 생태적으로 말하자면, 생물권 전체의 이익이 하나의 생물 개체만의 이익에 앞선다. 바로 그것이 요가와 생태의 전일적 세계관이 바라는 이상적인 태도이다.

이와 같은 요가 철학의 세계관은 인도의 역사에서 그다지 특이한 것이 아니다. 도리어 고대로부터 매우 당연시되었던 인도 문화적 전통이기도 하다. 인도에서는 인간이 우주의 한 구성 요소 내지 개체에 불과하며 다른 생명체나 존재 생물 모두가 우주 속에서 동등한 가치와 지위를 갖고 있다는 전일적 세계관이 지배적이었다. 그러나 전통적으로 인간 중심적 세계관이 지배했던 서구 주도의 현대 학문사에서 생물권이 논의되기 시작한 것은 블라디미르 이바노비치 베르나드스키Vladimir Ivanovich Vernadsky가 최초로 언급했던 1926년의 일이었다. 또한 생물권 영역에서의 윤리에 대한 구체적 논의는 그보다 훨씬 더 늦은 최근의 일이었다. 그리고 1960년대 이후부터 제기되기 시작한 생태적 위기설과 환경 문제는 아직까지 다수설의 입장이자 많은 사람이 공감하는 상식적인 논제가 되었다.

생태 환경의 위기를 언급하는 글은 대체로 다음과 같은 논조를 취한다.

> 오늘날 지구 환경의 오염과 생태계의 급속한 파괴는 인류로 하여금 '실제적 종말론real eschatology'을 체험하게 하고 있다. 뿌연 하늘, 메케한 공기, 썩어가는 강, 산성화되어가는 토양은 서서히 '침묵의 봄'이 우리 주위에 다가오고 있음을 실감하게 한다.[6]

이러한 입장에 대한 반박과 반론도 적지 않게 대두되고 있다. 최근에는 지나치게 회의적이거나 부정적인 환경주의를 비판하면서 희망적인 생태적 대안을 제시하는 운동이 대두되고 있다. 예컨대 1990년대부터 기존에 제기된 환경 위기론은 지나치게 비관적인 전망을 담고 있다고 비판하며, 다양한 관점에서 해결 방안을 모색하고, 생태적 위기론의 오류를 바로잡아 새로운 미래 전망을 제시하는 설들이 등장하고 있다. 요컨대 '생태 낙관주의'나 '생태 비관주의'라는 양 극단은 점차 지양되는 추세에 있다고 본다. 그렇다고 하더라도 모든 자연 생물과 더불어서 인간의 생존 환경이기 때문에, 생태 환경의 위기는 곧 인간의 위기로 전개될 수밖에 없다. 그리고 절대 다수의 사람들은 생태 환경의 급격한 변화와 위기에 대해서 단순히 자연의 변화에 따른 현상이라기보다는 인간이 초래한 위기라는 데 공감하고 동의하고 있다.

인간은 세계 내 존재로서 다른 많은 생물체와 공존하고 있다. 그럼에도 불구하고 인간은 자신을 제외한 다른 모든 자연 자원과 생물을 도구화시키고 말았다. 인간은 오직 자신들만을 위해서 인간

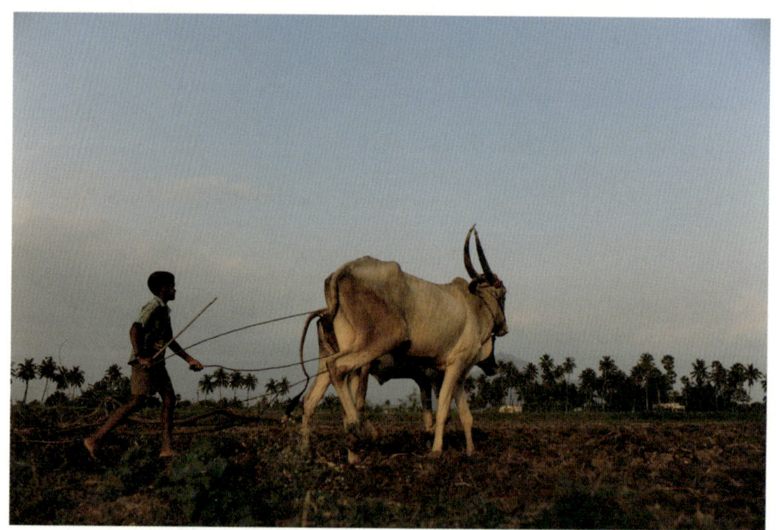

농업 의존도가 높은 인도에서는 아직도 소의 힘을 빌려 농사를 짓고 있다.

을 제외한 다른 모든 생물과 자연을 맞서서 싸우는 상대로서 규정지어놓았다. 전일적 세계관에 따르면, 그러한 결과는 당연히 인간의 몫으로 귀결된다. 이것은 소위 '부메랑 효과'와 같다.

환경 문제에서 부메랑 효과로 인한 인간 책임론은 카르마 이론과 다르지 않다. 선한 행위가 선한 결과를 낳는다는 카르마설의 기본 명제는 인류의 미래를 위해서만 아니라, 모든 존재의 공생을 위한 욕망의 제어라는 생태 문화적 요청과도 전적으로 합치한다.

생태 요가의 실천 방안

오늘날 생태 환경적 위기가 초래된 요인을 밝히는 것은 그리 쉬운 일은 아니다. 그렇지만 일반적으로 근대 이후 급속도로 진행된 산업화와 도시화, 폭발적인 인구 증가, 자연 자원의 고갈, 에너지 자원 문제, 자연 생태적 균형의 파괴, 지구 온난화, 해수면 상승, 가뭄, 홍수, 과학의 발달로 인한 재부의 불균형, 그로 인한 지역적 빈곤화 등이 현대 인류가 직면한 과제라는 사실은 누구도 부인하기 어려울 것이다. 그 중에서도 가장 해결하기 어려운 난제 중의 난제가 바로 자연 생태의 변화와 관련된 문제들이다.

생태적 위기 문제는 인간 대 자연이라는 대립 의식을 상호 공존의 관념으로 바꾸어놓았다. 인간이 결코 지구를 지배하는 유일 최고의 생명체가 아니라 자연과 더불어 지구 환경에 소속된 생물의 한 종에 불과하다는 겸허한 자각은 생태 환경을 바라보는 시각을 완전히 변화시켰다.

구체적인 예를 들자면 현대 인도에서 생태주의 운동이 촉발된 하나의 계기가 있었다. 1984년, 중부 인도 보팔에 있던 유니온 카바이드Union Carbide의 폭발 사고로 인해서 3,800명 이상의 사망자가 발생했던 사건이다. 그로 인한 피해는 아직도 계속되고 있을 만큼 심각한 환경 파괴를 야기했는데, 그 사건으로 인하여 인도인들은 비로소 산업화로 인한 자연 환경 파괴에 눈을 뜨게 되었다. 그 후 여러 환경 관련 재단이 설립되었고 생태 운동과 환경 교육 프로그램들이 전개되기 시작하였다.

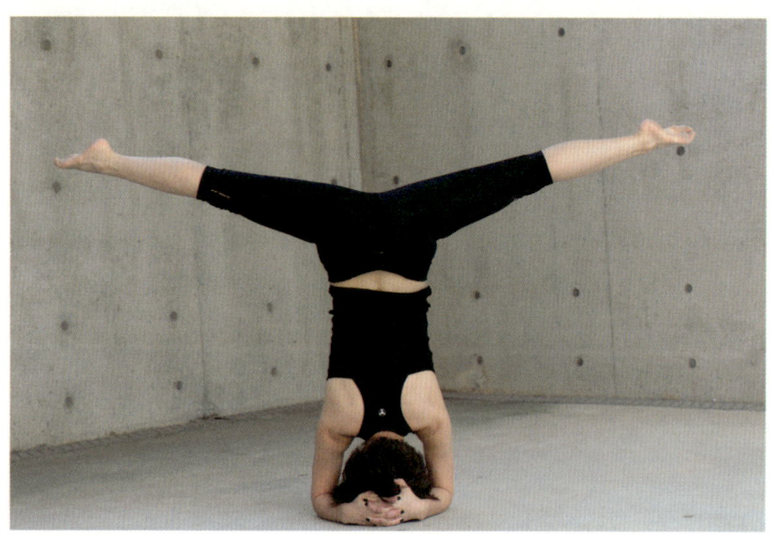

물구나무 선 자세.

　그렇다면 생태 요가적 관점에서 환경 문제를 해소하기 위한 방안은 무엇인가? 이와 관련하여 서구 학자들이 흔히 하는 이야기가 있다. 인도의 역사는 고대로부터 현대까지 매우 생태적이었다고 하면서, 쓰레기조차도 재활용하는 전통이 있다고 말하는 것이다. 예컨대 소똥 연료를 대대손손 사용하고 있는 것과 같은 자원 활용이 매우 이상적인 생태적 생활 방식을 실천하고 있다는 것이다.

　생태 요가와 관련해서는, 가장 먼저 요가는 본래 땅 위에서 맨발로 하는 것이라고 말을 시작하곤 한다. 땅 위에서 자세를 바로잡는 균형 감각을 키우고 우주의 호흡을 느끼면서 수련하는 것은 곧 자연 생태 환경과 불가분의 연결점을 가지게 되는 것이라고 한다. 요가의 아사나 수행은 땅이라는 자연을 느끼고, 땅을 지지대로 삼아서 물구나무를 서고, 온갖 자세를 취하면서 땅 위의 한 존재로서

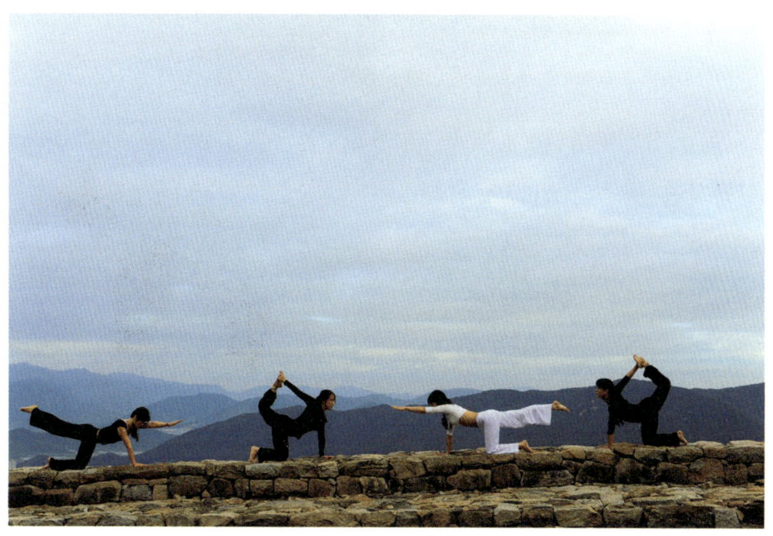

땅 위에서 하는 여러 가지 아사나.

완성된 결합을 이룬다는 것이다. 더 나아가 아사나 자체는 또 얼마나 자연 친화적인가? 대부분의 아사나 자체가 자연 환경과 연관되어 있으며 동식물의 형태에서 따온 것이라는 사실은 널리 알려져 있다.

예컨대 태양 경배 자세로 알려져 있는 수리야 나마스카라 무드라*sūrya-namaskāra mudrā*라든지, 서 있는 나무의 모습을 본떠서 만든 자세, 뱀, 코브라, 개구리, 전갈, 물고기, 사자 등의 특징을 본뜬 자세 등과 같이, 아사나의 대부분은 숲에서 수행하던 요가의 달인이 주변의 자연 환경과 동식물들을 유심히 관찰한 다음에 그 특징을 따서 형상화시켰다는 것을 잘 알 수 있다.

물론 엄밀히 말하자면 아사나를 수행하는 것은 생태적 환경 위기의 문제를 해결하는 것과 무관할지도 모른다. 그러나 아사나 수행을 통해서 무지와 탐욕과 증오 등의 심리적 악덕을 제어하고, 그 결과 생겨나는 내적 변화는 실천적인 행동의 변화로 나타날 것이다. 그럴 경우에 도리어 매우 직접적인 생태 보호적인 삶을 실현시키는 지름길이 될 것이다.

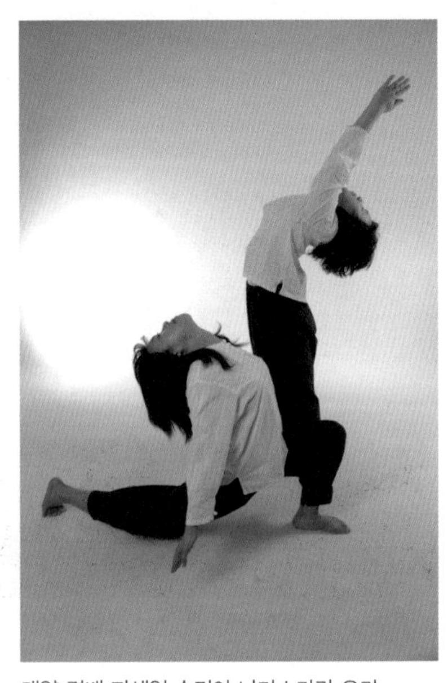

태양 경배 자세인 수리야 나마스카라 요가.

그리고 요가 철학에서는 모든 고통의 원인에는 무지가 깔려 있다고 본다. 인간의 무지는 욕망에서 기인한다. 현재 생태 환경적 위기를 초래한 제1 원인 또한 무지한 인간의 욕망에서 비롯되었다고 보고 있다. 그러므로 요가 철학에서 무지를 극복하기 위한 실천 방안은 생태 위기의 문제를 극복하기 위한 욕망을 해소하는 길과 동일선상에 있다.

세부적으로는, 8지 요가의 세칙들은 그대로 생태 요가의 실천 조목이 될 것이며, 그 중에서도 특히 금계禁戒 중 하나인 불살생 원칙은 가장 생태주의에 입각한 덕목이 될 것이다.

우리 모두가 마음 작용의 지멸을 통해서 폭력심을 자비심으로 바꾸는 것이 관건이다. 자타 심신의 합일을 통해서 공생심을 고양시키고 윤리적인 덕목을 증진시켜나아가야 한다. 물질적인 만족을 추구하기보다는 신적인 경지의 청정한 영혼의 가치를 앞세우는 소박

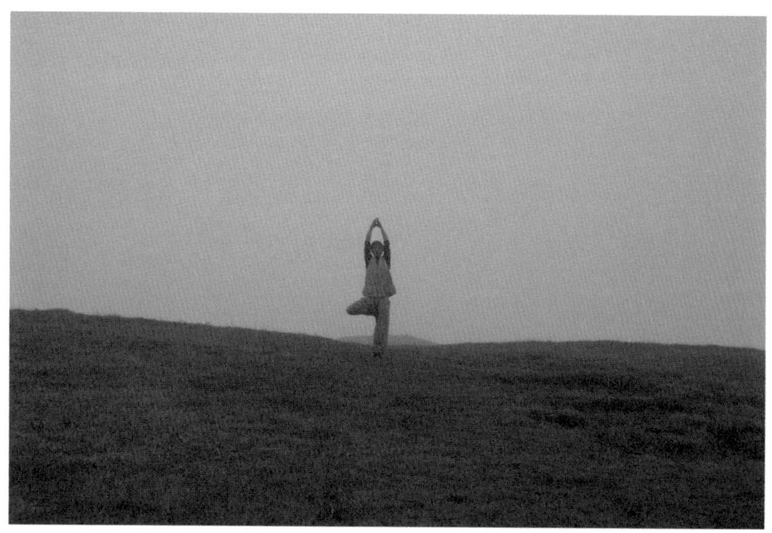

나무 자세 요가. 아사나의 대부분은 주변의 자연 환경과 동식물들의 특징을 형상화시킨 것이다.

한 인생관이 생태 요가의 실천의 길로 이어져 있다는 것을 자각해야 할 것이다.

생태계에 존재하는 모든 생명체 공동의 복지를 실현하고 조화로운 자연 생태의 균형과 발전을 위해서는 각자 마음의 오염을 제어하고 정화시켜나아가야 한다.

오염된 인간의 마음은 이기주의와 물질주의, 탐욕과 지나친 욕망, 개인의 이익을 위한 자연 자원의 훼손이라는 생태 환경의 파괴를 낳을 뿐이다. 반면에 요가 수행으로 정화된 마음은 순수 의식과 청정한 사고로 충만한 이타주의, 탐욕과 욕망의 절제, 정직하고 진실한 생활 태도로 이끌어줄 것이다.

공생 요가의 이념과 전망

요가의 발상지인 인도의 생태적 환경은 전 지구적 지리 환경을 모두 포함하고 있다고 말할 만큼 다양한 생물의 식생 환경을 갖고 있는 것으로 정평이 나 있다. 북부에 자리한 히말라야 산맥과 인더스 강, 강가 강, 빈디야 산맥, 데칸 고원, 평야 지역, 남부 반도 지역 등으로 다채롭게 구분되는 인도의 천연 생태적 환경 속에서 인도인은 옛날부터 자연 환경과의 조화와 균형을 매우 중요시했다. 인도인은 하늘의 균형, 공간의 조화, 온갖 동식물의 성장에는 모두 신들이 관여하며 신의 은총이 깃들어 있다고 보았고, 물과 풍요로운 땅에는 신의 축복이 있다고 믿었다.

고대부터 인도인은 풍요로운 자연 환경은 신들이 화현한 것이라고 보았다. 자연과 조화롭게 살고자 하는 인도인의 의식 태도는 생태적 위기에 직면한 뒤에 발현된 것이 아니었다. 인도인들은 자연의 순환 체계 속에서, 생산자는 소비자인 동시에 분해자이고, 창조자는 존재자인 동시에 해체자라는 사실을 확연히 깨닫고 있었다. 요가 문화의 시원과 발달이 그렇듯이, 고대로부터 연면히 이어져 내려오는 인도인의 세계관이 곧 생태주의적이고, 자연주의적이며, 공생주의적이었던 것이다.

산업 시대의 세계관은 기계론적으로 우주와 지구 환경을 바라보았다. 그러나 요가 철학과 생태학적 입장에서 볼 때, 우주의 각 구성 성분은 저마다 유기체로서 기능하며 존재하는 일부분이며 상호 영향을 주고받는 요소일 따름이다. 생명과 생물체 각각은 하나의 구

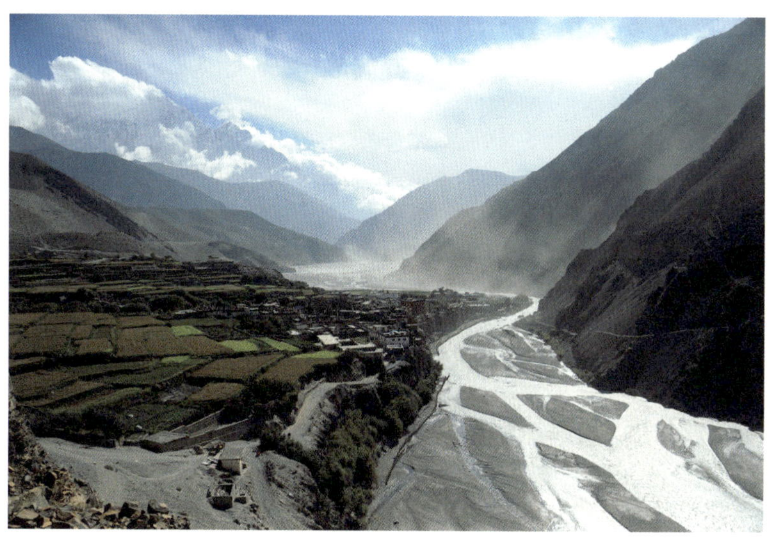
다채로운 인도의 자연 환경.

성 요소로서 기능한다는 입장은 인간이 자연을 정복 대상으로 삼아서 훼손하는 것을 용납하지 않는다.

지구와 우주 공간에 가득한 미세 요소까지도 인간과 동등한 가치를 지닌 소중한 존재라는 의식은 존재하는 모든 것이 더불어서 공영共榮한다는 공생 요가의 바탕을 이루며 동시에 그 이념이 된다.

공생 요가에서는 전 지구적 생태 환경을 단순히 물리적인 세계라든지 유기체적 생물들의 조건으로만 한정하지 않는다. 현상 세계 너머에 영혼들의 세계, 신들의 세계가 있다. 우주는 하나이고, 그 하나인 우주가 그대로 신이라는 전제가 공생 요가의 축을 이룬다.

공생 요가란 무엇인가?

슈리 스와미 샷치다난다Sri Svami Satchidananda 구루는 이렇게 말했다.

모든 것이 전부 요가이다.

모든 것을 요가적인 방식으로 행하라.

그가 바로 완전무결한 요가 수행자이다.

　공생 요가는 사실 특별하거나 새로운 요가가 아니다. 인간 이외의 존재, 즉 자연 생태계 안의 모든 존재의 공존 공영을 의식하고 배려하면서 요가 철학적 방식으로 살아간다면 그것이 곧 공생 요가를 실천하는 길이 될 것이다.

5

요가와 대중문화, 그리고 여성

최아롱

"요가 할 줄 아나요Can you do yoga?"

"요가 할 줄 아나요Can you do yoga?"

미국에서 스톱 모션 애니메이션으로 제작되어 2005년부터 방송된 TV 코미디 프로그램인 "로봇 치킨Robot Chicken"에 나온 대화이다. 특별히 요가에 관련된 애니메이션이 아니지만, 인물들의 성향, 활동력을 파악하는 일상대화에 등장할 만큼 요가는 보편화되었다. 또 요가는 특별한 설명이 붙지 않아도 누구에게나 이해되는 고유명사가 되었다. 전세계 어느 나라에서나 요가라고 하면 알아들으니, 필자는 요가가 가히 세계 보편어가 되었다고 말하고 싶다.

2013년 현재, 이렇게 세계 보편어가 된 요가가 한국에서 본격적으로 대중화된 시기는 2000년이다. 이 시기부터 요가 단체의 지도자 과정이 활성화되었고, 대학과 대학원 과정에서 요가학과가 개설되는 등 양적·질적인 성장을 했다. 이러한 성장에는 대중매체가 크게 기여했다고 본다. 대중매체를 통해서 요가가 소개될 때 그 전달범위가 이전에 비해서 훨씬 광범위해졌고 신속해졌기 때문이다.

본 글에서는 대중문화 속에서 재현되는 요가의 이미지가 변화되는 과정을 통해서, 요가의 현재적 의미를 분석하며, 앞으로 요가가 나아가야 할 방향을 모색하고자 한다. 대중매체에 재현된 요가와 여성 이미지의 분석 대상으로, 인도 이외의 나라에서 제작된 영화와 TV 시리즈들을 선택했다. 그 중에서도 인지도 있는 작품들을 우선적으로 선정했다. 인지도가 있다는 것은 대중들에게 그만큼 널리 알려졌다는 의미이다. 널리 알려진 만큼 친숙하고, 그 안에서 재현된 이미지들이 의식적으로든 무의식적으로든 대중들에게 수용되고, 쉽게 기억되기 때문이다. 그런 측면에서 원작 소설이 있으면서 영화화된 작품들은 좋은 분석 대상이 되기에 우선적으로 선택했다. 이러한 일련의 대중문화 속에서 재현된 이미지들을 살펴봄으로써, 인도와는 다른 문화권에 속한 타자들이 인도의 요가를 바라보는 방식, 그리고 타자의 문화를 자신 안에 수용하는 방식들을 확인해볼 수 있다.

1. 서양, 인도와 요가를 만나다

1) 신기한 동양

동양의 많은 정신적 가치와 문화적 유산들 중에서 서구의 시각에서 재발견되면서 발전한 대표적인 현상 중의 하나가 요가라 할 수 있다. 그리고 또한 현재도 서구의 의학, 철학, 문화, 심리학 등 각 분야에 걸쳐서 요가를 비롯한 명상 수행법에 대한 많은 연구가 이루어지고 진화하고 있으며 대중화되고 있기도 하다.

궁금증이 생겼다. 터키나 중동은 지중해와 가까우니 서양과의 교류가 고래로부터 빈번할 수 있다. 하지만 동양 중에서도 인도에서 극동아시아에 해당하는 지역(이하 본 글에서는 동양을 이와 같이 축소된 의미로 사용함)이 서양에 알려진 시기는 언제부터일까? 인도가 영국의 식민지 생활을 했던 시기부터가 아닐까?

독일 베를린에 있는 소피 샬로텐부르크 궁전은 1695년 프리드리히 1세가 부인 소피 샬로테에게 지어준 여름 별장인데도 인도풍으로 장식한 방, 일본풍으로 장식한 방이 있으니, 이미 17세기에 동양의 문화가 유럽에 알려졌던 것이 아닌가? 『하멜 표류기』로 유명한 네덜란드인 하멜은 동인도 회사 직원으로 1653년에 일본 나가사키로 가던 중 조난을 당해 제주에 표류해서 14년을 지낸 뒤, 네덜란드로 돌아갔다.[1] 그렇다면 동·서양의 교류는 이미 17세기 이전에 진행되고 있었다. 문헌을 찾아보면 더 이른 시기에 동·서양의 교류가 진행되었음을 발견할 수 있다.

19세기 독일 철학자 니체의 『비극의 탄생』을 보면, 아폴론적인 것과 디오니소스적인 것을 중요하게 다루고 있다.[2] 특히 니체의 사상에서 디오니소스적인 것은 중요한 개념이다 보니 역자인 박찬국도 상세한 각주를 붙여 설명하고 있다. 그 각주를 살펴보면 고대 그리스 신화에 나오는 디오니소스는 제우스와 세멜레 사이에서 태어난 술과 황홀경의 신으로, 로마 신화의 바쿠스Bacchus에 해당한다. 디오니소스는 니사에서 자라면서 포도의 재배법과 포도주 만드는 법을 발견했고, 이후에 **인도로**까지 여행하면서 포도 재배법과 포도주 만드는 법을 가르치고 자신의 신앙을 전파했다[3]고 나온다. 지중해의 문명 발생지인 그리스와 로마에서 고대 신화가 나오던 시기에 이미 인도가 유럽에 알려졌던 것으로 추정할 수 있다. 신화의 시대에 도보 여행길로 지중해에서 인도까지 도달했으니, 그 여정 중에 경험했을 고난들도 상상의 세계에 맡겨야 하리라. 하지만 이것은 신화이므로 후대에 첨삭이 되었을 수도 있다.

그렇다면 신화가 아니라 좀더 실질적인 근거를 갖는 문헌을 살펴볼 필요가 있다. 실크로드를 연구한 정수일에 따르면, 13세기 몽

골제국의 3차 서방 정벌(1219-1260)을 계기로 동·서양의 교류는 새로운 전기를 맞이하여, 실크로드를 통한 문물의 교류는 물론 동서 교통의 발달을 가져왔고, 동·서양의 상호 이해를 가능케 했다고 한다.[4] 동서 교통의 발달을 가져왔다고 하지만 그 상태가 그리스·로마 신화에 나오던 시기보다는 진일보했다 하더라도, 여전히 현대의 고속철도나 비행기처럼 대규모 인원을, 24시간 내에 이동시킬 수 있는 상태는 아니었다. 소수의 인원이 몇 달이 소요되는 멀고 험난한 여행길에 오르는 행위였다.

마르코 폴로의 『동방견문록』은 1271-1295년 사이에 동방(서아시아·중앙아시아·중국 등)을 여행한 체험담을 기록한 여행기로, 루스티첼로가 기록했다. 여기에 기록된 내용들에 대해서 유럽인들은

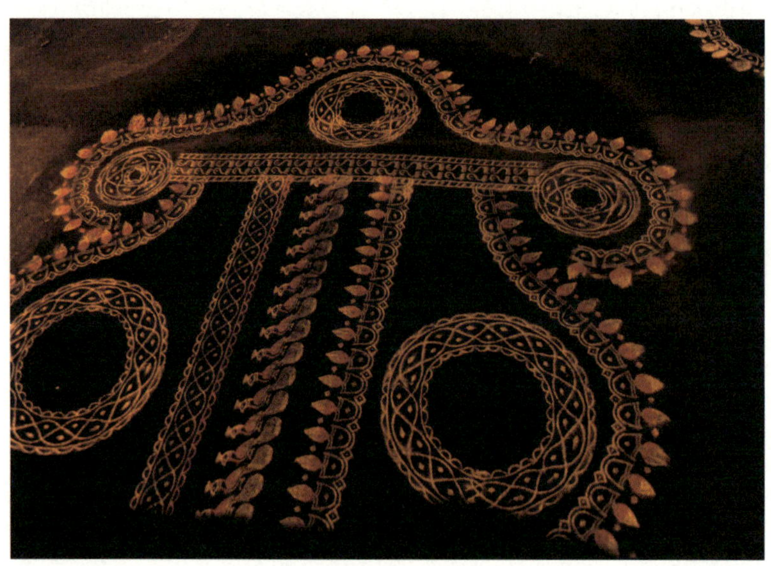

동양에 대한 서양인의 초기 인식은 남성 여행자들이 이국땅에서 경험한 '신기한' 문화들이 주를 이루었다.

신기하고 믿기지 않는다는 반응을 보였지만,[5] 동방에 대한 서방인들의 관심이 높아지면서 동방을 여행하는 이들이 증가했고,『동유기』, 『이븐 바투타 여행기』 같은 여행기들도 나오게 되었다.[6] 육로 여행은 이와 같이 진행되었다.

조선에 표류했던 하멜은 네덜란드에서 배를 타고 왔었다. 그렇다면 해로를 통한 동·서양의 만남은 어떻게 진행되었을까? 유럽의 '대항해시대'는 15-16세기에 포르투갈의 항해왕자 엔리케에 의해 시작되었다. 포르투갈 항해가인 바스코 다 가마가 엔리케가 개척한 항로를 따라, 아프리카 서해안으로 남하해서 희망봉 남단을 우회하여 아프리카 동해를 지나서 1498년 5월 인도 서해안에 도착했다. 이것이 서세동점西勢東漸의 효시이다. 포르투갈에서 출항 후 인도에 도착하기까지 10개월이 소요되었다.[7]

이와 같이 장기간에 걸쳐 육로와 해로를 이동해야 하는 여행은 모두 남성들에 의해서 감행되었다. 동양에 대한 인식은 이와 같이 '소수의 백인 남성' 여행자들에 의해 전해지는 정보에 의존하게 된다. 특히 여행자인 남성들이 이국땅에서 경험한 '신기한' 문화들이 주를 이루게 된다.

2) 식민지 통치

이러한 초기의 동·서 교류의 시기를 거친 후, 산업혁명으로 이룩한 경제력과 해상력을 바탕으로, 세계 패권을 장악한 영국이 1765년 인도 벵골 지역의 영유권을 획득하면서 인도는 영국 식민 지배의 길을 걷기 시작했다.

식민 지배 시대에 지배국과 피지배국간의 교류 방식은 불평등했다. 식민통치국의 경제력은 피지배국에 대한 착취가 바탕이 된다. 인도의 많은 생산물들이 영국을 통해서 유럽 지역으로 확산되었고, 이를 담당하는 인적 교류도 이루어지게 된다. 교류되는 성격 자체는 불평등하다. 하지만 두 문화 구성원들간에 발생한 조우遭遇, encounter는 더욱 빈번해졌다. 상호 교류가 이전 시기에 비해 양적, 질적으로 팽창했고 직접적인 경험과 정보들이 교류되었다는 측면을 부인할 수 없다. 인도의 사상이 유럽 지식인들에게 전해지고 인도의 물품들이 유럽인들에게 소비된다. 즉 여행객들에 의해서 풍문으로만 듣는 신비주의적인 인식보다는 좀더 구체적인 경험을 하게 된다.

2차 대전이 끝난 후 인도는 200년에 가까운 식민시대를 마감했다. 1947년 8월 15일 힌두교 중심의 인도 공화국과 이슬람교 중심의 파키스탄 공화국으로 각각 분리·독립했다.

식민지 통치기간 동안 영국은 자연스럽게 인도의 많은 정신적, 문화적 전통들을 접하고 보다 나은 통치를 위해서 연구하기도 했다. 하지만 지배와 피지배의 관계 속에서 인도의 많은 사상과 전통들은 숭배하고 경외하기보다는, 통치를 위해서 이해해야 할 피지배 계급의 문화로 자리 매김하게 된다. 더운·기후 지역인 인도에서 발생한 요가가 고상한 수행으로 여겨지기보다는 몸을 드러내는 요가 수행자의 복장에서부터 몸을 과도하게 변형시켜 움직이는 요가 동작에 이르기까지, '야만적이고 저급한 무언가'로 여겨졌을 수 있다. 그것은 단순히 동양의 문화를 야만시했기 때문이라기보다는, 시대 사상이 몸을 정신보다 저급한 무언가로 바라보는 인식 때문이었으리라고 보는 편이 타당하다. 그런 인식이 보편적인 상황에서 하물며 동양의 것이라니.

3) 철학으로 만난 요가

인도 철학의 한 분야로서 요가가 서구에 소개된 초기에는 지식인들에 의해서 주로 연구되었다. 이것은 언어적 장벽, 교통 수단의 미발달 때문에 인도와 직접 교류가 어려웠기 때문이기도 하다. 초기 항해가나 여행가들이 방문하던 시대를 거친 이후이긴 하지만 여전히 비행기도 없던 시절, 육로로, 혹은 해로海路로 수개월의 이동시간을 거쳐 여행을 한다는 것 자체가 이미 엄청난 경제력이 뒷받침되어야 가능한 일이었다. 그와 같은 물리적 거리로 인해서 동양에게 서양은 먼 곳이었고, 서양에게 동양은 먼 곳이었다. 상대 문화는 직접 눈으로 보기 어려운 곳이었고 그만큼 신비로운 아우라를 갖게 된다. 직접 경험하기 어려운 곳들은 책書이라는 매체를 통해서 접하게 된다. 낯선 문화와 사상을 경험할 수 있는 것도 낯선 언어와 문화를 해독할 능력을 갖춘 지식인들의 몫이었다. 우연한 만남(조우)은 지식인들에게 지적 사유에 있어서 영감을 제공한다.

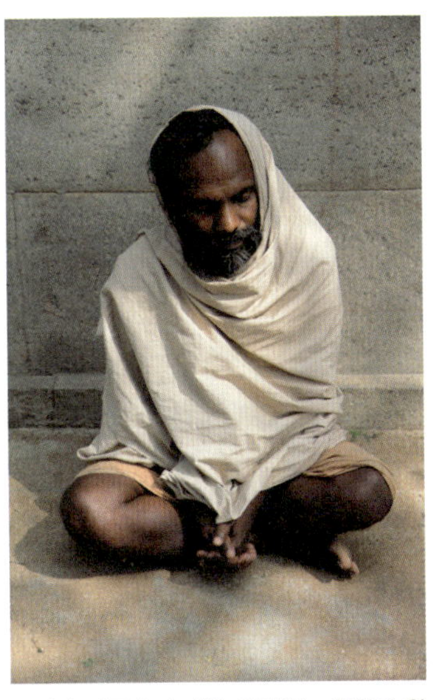

요가가 서구에 소개된 초기에는 철학의 한 분야로서 주로 지식인들에 의해 연구되었다.

또한 인도의 독립을 위해서 요가 수행자들이 유럽으로 비밀리에 파견되었다.[8] 그들은 식민지인 인도의 독립의 정당성을 입증하기 위해서라도 인도가 결코 미개하고 야만적인 문화를 가진 나라가 아니라 오랜 역사 속에서 깊이 있는 사상과 철학을 가진 문화임을 강조하며 접근했다.

그렇다면 유럽 지식인들의 영역에서 요가가 언급되었던 부분들을 살펴볼 필요가 있다. 유럽 사상의 변천 과정을 살펴보면 근대의 사상은 몸과 정신을 나누는 이분법 체계였다. 이분법 체계이지만 몸과 정신이 동등하게 다루어지지 않았다. 몸은 하찮은 것이며 정신이 고귀한 것으로 여겨졌다. 몸을 다루는 일은 천한 일이었다. 근대의 이분법은 마치 식민시대, 피지배자와 지배자의 관계처럼 불평등한 이분법이었다.

이러한 근대의 몸과 정신의 이분법을 깨며 탈근대사상이 등장했다. 몸과 정신이 분리된 것이 아니라 상호 영향을 갖고 관련되어 있는 것으로 관점이 바뀌었다. 그리하여 정신분석학, 심리학 등이 발전할 수 있었다. 몸 또한 그 자체로서 고귀한 가치를 인정받게 된다. 이러한 탈근대 사상의 선구자 중의 한 사람으로 니체를 들기도 한다. 본 글에서 니체를 들어 설명하는 이유는 니체가 유일하게 요가를 언급한 철학자라서가 아니다. 니체는 유럽의 탈근대 사상가들 중에서 요가를 언급한 여러 학자들 중 한 명일 뿐이며 그를 통해서 요가를 설명할 수 있는 요소들이 많기 때문이다.

모든 지식은 경험에서 발생한다. 1900년에 생을 마감한 독일 철학자이자 시인인 니체는, 그 자신이 한평생 편두통을 앓기도 했다.

니체는 자신의 신체적 질병을 통해 몸과 정신이 분리되지 않았으며 몸이란 무시할 수 있는 대상이 아님을 체험할 수 있었다. 정신을 상위에 둔다고 하더라도 몸으로 느껴지는 통증은 정신이 집중할 수 없게 만든다. 이러한 경험으로 그가 요가에 관심을 가졌을 수도 있고 요가를 더 쉽게 이해했을 수도 있다. 이러한 추측을 하는 이유는 니체의 주요 저작들이 요가 경전을 언급하고 있기 때문이다. 본 글에서 앞서 니체의 저작에 나오는 디오니소스적인 것과 인도의 관련성에 대해서 언급했다.

19세기 후반, 니체가 이미 인도의 베단타 철학과 요가 경전들을 연구했음을 그의 저서를 통해 확인할 수 있다. 니체는『선악의 피안』(1886)의 서문에서 인도의 베단타 학설과 유럽의 플라토니즘을 비교하며 언급하고 있다. 니체 연구자인 김정현의 분석에 따르면 니체는 플라톤의 자아 개념에 반대한 것처럼, 베단타 철학의 절대적인 아트만 사상에도 반대했다. 특히 아트만을 마차의 주인으로 표현한 비유는 요가가 무엇인가를 이해하기 쉽게 형상화하기 위해서 자주 언급되는 비유이다. 구체적으로는『카타 우파니샤드』에서 다음과 같이 나타난다.

아트만을 마차의 주인으로 인식해보자. 육체는 마차이고, 붓디 buddhi는 마부이며, 생각은 고삐이다. 감각은 말이며, 대상은 길이다. 현자들은 육체, 감각, 사유와 연결된 아트만을 향유자라 부른다.(이하 생략)[9]

김정현은 "니체는 아트만 사상은 절대적인 자기를 전제한다는 의미에서 하나의 도그마라고 비판했다"고 밝힌다.[10] 이 글에서 말하고자 하는 바는, 니체 사상의 옳고 그름이나 그의 사상에 동의하는지 여부를 논의하는 것이 아니다. 바로 요가에 대한 접근이 이미 19세기부터 이루어졌다는 점, 그리고 그 주체가 남성들이었고, 그중에서도 사상적 접근은 엘리트 지식인들에 의해 주도되었다는 점을 말하고자 한다.

2. 공허해진 서구의 정신 문화

1) 세계대전 이후

20세기에 들어서서 전 세계가 전쟁의 포화에 휩쓸렸던 제2차 세계대전이 1945년 막을 내리고, 식민지에서 해방되는 신생 독립국들이 생겼다. 많은 아시아 국가들이 독립을 쟁취했지만 경제적으로 여전히 낙후한 저개발국가, 즉 제3세계가 되었다. 유럽 국가들도 전쟁의 상처는 깊었다. 도시 곳곳은 시체와 부상자들로 가득 찼다. 전쟁터로 나갔던 남성을 대신해서 여성들이 생활 전선에 뛰어들어 가족의 생계를 유지해야 했다. 많은 도시들이 폐허 속에서 가난과 상처를 딛고 일어서려 노력했다. 경제공황도 경험했다. 전쟁과 경제 공황으로 가난했던 시기에 배고픔을 극복하고 생존하고 경제적인 안정을 이루는 일이 삶의 목표가 되었다.

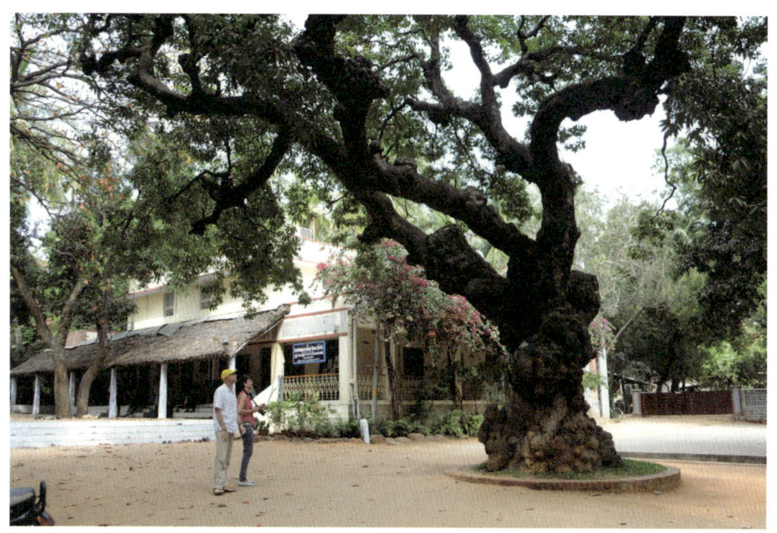

소비 자본주의의 발달 속에서 사람들은 점차 정신적인 공허감을 느끼게 되었다.

반면 1945년 세계대전과 1950년대 한국 전쟁의 발발로, 군수물자를 지원했던 미국은 경제적으로 성장했다. 세계는 미·소 양 진영으로 나뉘는 냉전 체제가 시작된다. 전쟁을 통해 폐허가 된 한국뿐만 아니라 유럽의 패전 국가들도 생존을 위한 최소한의 물질적인 기반을 확보하는 것이 삶에서 중요한 부분을 차지했다. 경제적인 풍요를 누리며 자본주의가 발달한 선진국들이 경험했던 문화적 현상들이 시간차를 두고 이동했다. 개발도상국가들이 경제적인 풍요를 이룬 이후에 선진국들의 전철을 밟아가기도 했다.

1950년대 냉전체제 하에서 미국은 경제적으로 성장하며 소비자본주의가 완성된다. 코카콜라, 자동차, 냉장고, TV로 대변되는 물질적인 풍요로움을 구가하며 이로 인한 대중 매체와 광고 등이 일상 속에 자리 잡는다.[11] 물질적인 풍요 속에서 정신적인 공허감을 느끼게 되기도 한다.

2차대전 후에 태어난 베이비붐 세대들이 청년기에 접어들 무렵인 1960년대에 들어서면서, 미국에서는 케네디 대통령 암살, 마틴 루터 킹 암살, 베트남 전쟁 발발과 함께 젊은 세대들이 기존 사회와 문화에 대한 저항, 반전사상을 기치로 좌파, 반문화 운동을 전개하며 자유로운 감성을 추구하고, 기성 사회의 성적 억압과 도덕에 저항하고 정신적인 측면을 갈망한다. 이케다 준이치는 분석하기를 "언론 자유 운동, 여성 운동, 게이 해방 운동, 베트남전 참전 반대, 히피 문화 등 일련의 대항 문화들이 탄생했고, 특히 이러한 대항 문화 운동을 경험하며 자란 세대들이 사회로 진출하여, 21세기에 애플, 구글, 페이스북과 같은 미국의 창조적인 사업들을 이끌어가고 있다"고 보았다.[12]

이런 대항 문화 중에서도 비틀즈는 노래로 히피 문화의 확산을 도왔다. 비틀즈가 인도에서 요가의 성지인 리쉬케쉬를 방문하고 난 후 요가에 심취하여 만든 영적인 내용을 담은 노래 가사들이 사람들의 심금을 울렸다. 이로 인해 히피 문화와 요가는 대중들에게 더욱더 널리 알려지게 된 것이다. 인도의 리시케시도 요가의 성지로 서구에 널리 알려지는 계기가 되었다. 그러나 이때의 대중들은 전체 일반 대중이 아니라, 히피 문화적 요소를 기꺼이 받아들이고 있는 상대적으로 제한된 대중들, 즉 문화적 소수자를 의미한다. 이때 요가를 접하는 사람들은 일종의 문화적 엘리트주의, 고상하고 이국적인 취향을 가진 아웃사이더로 간주되었다.

2) 저항 문화

이러한 변화 가운데에서 히피 문화와 연관된 요가를 정신적인 측면으로만 해석할 것이 아니라 당시의 문화와 사회 사상 전반적인 부분을 고려해서 살펴볼 필요가 있다. 그럴 때 요가가 서구에서 대중화될 수 있었던 또 다른 요소를 발견할 수 있다. 히피 문화는 서구 사회에서 기성 사회의 관습적인 도덕과 성적 억압에 저항하는 측면도 강했다.

이미 1930년에 오스트리아의 정신분석학자인 빌헬름 라이히는 『문화투쟁에 있어서의 성』을 저술하고 오르가슴 이론 등을 주장했다. 당시 서구 사회에서는 지나치게 급진적이었다는 비난을 받았으며 전면적으로 받아들여지지 못했지만, 이러한 사조들이 등장했고 논의되었음에 주목해야 한다. 이런 현상을 이해하기 위해서는 서구 문화의 역사적 맥락을 살펴볼 필요가 있다.

엄격한 로마 가톨릭의 세계관이 천 년 동안 유럽 문화에 영향을 끼쳤다. 몸과 마음을 분리하는 이분법적인 사고와 성性에 대한 금욕주의적 사고가 지배했다. 『여성의 역사』에서는 중세 유럽에서 부부간의 성행위에서도 정상 체위 이외에는 금지되었던 사실을 밝히고 있다. 유럽에서 미국으로 이주해간 문화의 원천도 금욕과 청빈, 도덕성을 강조하는 청교도였다. 프랑스 기호학자인 롤랑 바르트[13]는 1977년에 인터뷰에서 다음과 같이 말한다.

물론 40년 전에는 (성의) 금기가 오늘날보다 훨씬 더 무겁게 짓누르고 있었지만 말입니다. 솔직히 말해 정상적인 성관계의 지배에 분노하는 사람들을 보면서 놀랄 때가 있습니다. 물론 그 지배를 부정하는 것은 아니지만, 거기에는 항상 틈새가 있는 법이니까요.[14]

바르트가 말한, '40년 전'이란, 1930년대의 유럽이며, 빌헬름 라이히의 이론들이 소개될 때이기도 하다. 빌헬름 라이히(1897-1957)는 프로이트의 제자였다. '성격 이론', '성격 분석 기법'을 주장하며 정신 분석학에서 두각을 드러낸 정신 분석가이다. 이후 오르가슴 이론을 주창하며 스승인 프로이트와 대립하게 되었다. 욕망의 문제를 다루며 노동자들에게 피임, 낙태, 출산 등에 대한 급진적인 성교육을 실시하고, 우주의 보편적 에너지인 '오르곤 에너지'를 발견했다. 하지만 라이히의 이론은 지나치게 급진적이라는 이유로 당시 공산당으로부터 축출당했다. 당시의 시대적 분위기에서는 수용되지 못했지만 그의 이론은 세월이 흘러 1960-70년대의 구미 신좌파 운동뿐만 아니라 오늘날의 정신 분석 이론에도 영향을 끼쳤다.[15] 유럽에서 성 혁명을 주장한 것은 1960년대이다. 즉 이러한 성 혁명과 히피 문화가 주장하는 내용들이 상호 연관되어 있음을 알 수 있다.

히피 문화가 확산되던 시기는 유럽과 북미의 지식인들에게 동양적인 것에 대한 갈망이 분출했던 시기이기도 하다. 노벨 문학상을 수상한 펄벅이 중국의 왕룽 일가의 가족사를 그린 『대지』(1931)는 한국의 독자들에게도 널리 알려져 있다. 한국 독자들에게는 잘 알려져 있지 않지만, 펄벅은 일본을 배경으로 한 소설 『숨겨진 꽃*The Hidden Flower*』(1952), 인도를 배경으로 한 소설 『만다라*Mandala*』(1970)도

저술했다. 펄벅뿐만 아니라 바르트와 함께 중국을 여행했던 프랑스 기호학자이자 정신분석학자인 줄리아 크리스테바도 『중국 여성에 대하여』(1977), 『사무라이』(1996) 등을 저술했다.

펄벅의 두 소설에서 각각 일본 혼혈 여성, 인도 여성이 미국 남성을 만나서 사랑을 나누는 이야기들이 등장한다. 줄리아 크리스테바의 글도 여성에 대한 것이다. 동양 내부의 문화는 남성 중심적인 가부장적 문화인데도 불구하고 서양이 인식하는 동양에 대한 이미지는 '여성성'으로서 재현되고 있다.

여성성이 반영되는 방향은 두 가지였다. 하나는 앞서 소개되는 소설들에서처럼 가부장적인 문화 속에서 순종적으로, 동시에 금욕적으로 살아가야 하는 여성의 운명의 기구함을 드러내는 방식이고, 다른 하나는 여성이 관능성을 드러내는 대상으로 그려졌다. 두 번째 방식은 영화 속에서 재현되는 인도 여성의 모습을 통해서 확인할 수 있다.

독일에서는 무성영화 시대인 1921년에 조 메이Joe May 감독이 인도를 배경으로 한 영화 "에쉬나푸르의 호랑이Der Tiger von Eschnapur"와 "인도의 무덤Das Indische Grabmal"을 제작했다. 영화에 음성이 도입되자 1938년 리하르트 아이히베르크Richard Eichberg 감독이 흑백의 유성영화로 두 영화를 리메이크했다. 그 이후 영화에 컬러가 도입되면서 오스트리아 영화 감독인 프릿츠 랑Fritz Lang이 1959년에 두 영화를 다시 리메이크했다. 영화의 제작기술이 변화될 때마다 새로운 기술을 반영해서 인도를 배경으로 한 영화가 리메이크되었을 만큼 유럽에서는 인도로 대변되는 동양문화에 대한 관심이 높았다는 증거이다.

컬러 영화인 프릿츠 랑의 영화에서는 그만큼 시각적으로 화려하고, 여성을 그리는 방식도 훨씬 더 대담해졌다. 영화에서는 마하라지 찬드라Maharahaji Chandra가 쉬바신을 위해 춤을 추는 무희 시타Seetha를 사랑하지만 시타는 서방에서 온 건축가와 사랑에 빠진다. 이런 애정의 삼각관계와 찬드라를 둘러싼 형제들간의 권력 암투를 웅장한 인도의 건축물과 함께 보여주고 있다. 필자에게 이 영화의 중요한 테마는 '사랑'과 '인생무상'이라 읽혀졌다. 다른 관객들은 다르게 받아들일 수도 있다.

영화는 인도 카주라호Khajuraho 사원들을 보여주고 그 앞에서 절을 하는 인도인들의 모습을 보여준다. 즉 성性, 에로티시즘이 신앙의 대상으로 존경받는 신성한 사원이다. 바로 영화가 보여주고자 하는, 에로티시즘에 대한 인도인의 시각을 압축적으로 보여주는 장면이기도 하다. 절제와 금욕의 정반대에 위치한 섹스에 대해서 경배하며 신성시하는 행위 자체가 서구 유럽인들에게는 문화적 충격으로 받아들여질 수 있다.

영화에서 무희는 쉬바 신상神像 앞에서 신을 위한 춤을 춰야 했다. 남성 사제들과 왕과 그 신하들이 보는 앞에 선 무희는 그 장소에서 유일한 여성이었다. 그 많은 남성들 앞에서 무희는 홀로 춤을 춰야 했다. 쉬바 신상 앞까지 오는 동안에는 몸 전체를 가리는 가운을 입었다. 그리고 음악이 흘러나오면서, 무희가 가운을 열어젖히자 신체의 성기 부분만 가린, 거의 전라에 가까운 몸매가 드러난다. 최대한 몸을 관능적으로 보여주며 춤을 춘다. 무희의 춤은 쉬바 신에게 바치는 봉헌으로 신성시된다. 하지만 실제로는 춤을 추는 무희의 몸을 바라보는 남성들, 그리고 관객들의 관음증적 시각이 반영된 것이다. 여기에 더 흥미로운 점은 쉬바 신은 남신으로 알려져 있지만, 영화 속에 등장하는 신상은 풍만한 가슴을 지닌 여성의 모습을 하고 있는 것이다. 기존의 인도 신화의 이미지를 변형해서 보여줄 정도로 프릿츠 랑 감독은 영화 속에서 당시 인도를 '여성', '에로티시즘'의 이미지로 재현하고 있다.

무희 시타는 서양 건축가와 사랑에 빠져서 찬드라의 구애를 거절한다. 이에 찬드라는 살아 있는 무희 시타의 무덤을 만들라고 명령한다. 찬드라는 설상가상으로 신하들의 반란을 경험한다. 이에 왕은 부귀영화를 누리는 자신의 삶에서 그 어떠한 마음의 평화를 얻지 못하고 이후 수행자의 수하로 들어간다.

영화 속에서 좌선하고 명상하며 삶의 진리를 찾아 수행하는 자는 남성이다. 여성은 몸을 움직이며 신을 향해서 춤을 봉헌하고 사랑이라는 감정에 따라 움직이는 대상이었다. 여기에 요가를 비롯한 수행에 대한 역할 분담이 이루어진다. 명상과 깊은 수행, 절제와 금욕은 남성의 영역으로, 아사나와 춤과 관능성은 여성의 영역으로 나누어진다.

이렇게 재현된 이미지들을 통해 그 의미들을 다시 한번 정리해 보자. 서구에서 성적인 욕망의 추구, 관능성에 대한 예찬이 외설스럽고 추한 것이 아니라는 사상이 1960년대부터 서서히 사회 운동으로 자리 잡아가고 있다면 인도에서는 관능이 고대 문화로부터 이미 신성한 것으로 숭배되고 있었다. 탄트리즘, 카마수트라를 포함한 요가는 성性이 신성시되었음을 보여주는, 실재하는 증거tangible evidence 였다. 그 이면에는 인간으로서의 여성의 삶에 대한 차별과 냉대가 숨겨져 있기도 하다. 하지만 표면적으로 드러나는 문화적 의미로 볼 때, 인도의 카마수트라는 서구 사회의 금욕주의라는 수면 위에 던져져서 파문을 일으킨 하나의 돌덩어리와 같다. 사회 관습상 외설스럽다고 여겨진 것들이 가졌던 '외설스러움'이라는 의미를 '신성함'으로 변화시켰고 인간이 갖는 성 그 자체와 성을 둘러싼 욕망, 관능성에 대한 면죄부를 주는 효과가 있다.

프랑스의 문화기호학자이며, 동양의 문화에 관심이 많았던 바르트가 1970년대에 행한 인터뷰를 통해서도, 더 이상 식민지가 아닌 동양의 문화들을 바라보는 서양인의 시각은 명료하게 드러난다.

거리감, 신중함, 어떤 공허, 동시에 섬세한 관능성이라는 대체적으로 동양적인 미학에 속하는 것입니다. 사드가 **진술한 부드러움의 원칙이라고나 할까요?**[16]

바르트가 바라보는 동양적인 미학에서 관능성이라는 요소가 여전히 빠지지 않는다. 바르트의 저작 중에서 『텍스트의 즐거움*The Pleasure of The Text*』[17]에서도 이런 시각은 확인된다.

글쓰기는 언어 즐김의 학문이며, 그것의 카마수트라이다.[18]

이데올로기적 시스템은 허구(아마도 베이컨이 극장의 유령이라고 말했을), 즉 소설이다. 그러나 그것은 플롯이나 클라이맥스, 선인과 악인들로 짜여진 고전적인 소설이다.(그러나 소설적인le romanesque은 이와 전혀 다르다. 그것은 단순한 비구조적인 절단, 형태의 분산, 즉 마야maya이다.)[19]

바르트는『텍스트의 즐거움』에서 텍스트가 독자에 의해서 새롭게 생산되는 과정에 대해서 설명하고 있다. 그 바탕에는 육체에 대한 요가적인 시각이 접합되어 있음을 알 수 있다.『텍스트의 즐거움』에서 말하는 개념이며, 한국에서는 '즐김'으로 번역된 용어 쥬이상스jouissance를 '환희, 기쁨'의 블리스bliss로 번역한다면 훨씬 쉽게 이해될 것이다. 바르트가 말하는 환희는 바로 요가에서 몸을 바라보는 관점인 오위설(판차코샤, pancha kosha) 개념이기도 하다.

여기, 무엇보다, 심리 분석에서 끌어온, 쾌락의 텍스트와 환희의 텍스트 사이에 대립을 설정하는 간접적인 방법이 있다. 쾌락은 말로 표현할 수 있지만 환희는 표현할 수 없다. 환희는 말로 할 수 없으며, 금지된다.[20]

바르트가 언급한 마야는 인도에서 몸을 바라보는 개념인 판차 코샤의 각 층위에 등장하는 용어이다. 안나 마야 코샤(음식층), 프라나 마야 코샤(생기층), 마노 마야 코샤(마음층), 비갸나 마야 코샤(지성층), 아난다 마야 코샤(환희층)와 같이 모든 층위는 마야이기도 하다. 말로 표현될 수 있는 쾌락과 달리 말로 표현될 수 없는 환희는 마야에 속한다. 이렇게 볼 때 바르트가 『텍스트의 즐거움』에서 텍스트를 몸적인 체험으로 표현하며, 제목에서 언급하는 pleasure와 내용에서 언급하는 bliss가 카마수트라, 판차코샤의 마야와 환희의 개념과 연관성을 갖고 있음을 알 수 있다. 이러한 분석을 바탕으로 접할 때, 바르트의 저작들을 보다 명쾌하게 이해할 수 있다. 그만큼 당시의 지식인 사회에서 요가는 영감을 주는 사상적 원천이 되었다고 평가할 수 있다.

3. 서구 대중 문화 속의 요가 이미지—기괴함에서 고급문화, 대중문화로

1) 1960년대

이러한 시각들이 그 이후 대중문화 속에서 어떻게 나타나는지 살펴보자. 일반화하기에 어려움은 있지만, 전반적인 경향성으로 살펴볼 수 있다.

"007 본드 시리즈"는 1962년 "닥터 노Dr. No"를 시작으로 2012년 "007 스카이폴"이 제작되었고, 앞으로도 후속작들이 제작될 수 있는 영국의 대표적인 첩보영화이다. 초기 영화들은 냉전시대를 배경으로 하고 있으며, 영국을 중심으로 한 서방 자유주의와 러시아와 같은 공산 국가들을 대립항으로 세우고 있다. 그러한 대립항의 의미를 보여주는 단서로 영화들에 나오는 배경과 소품들에 유의해서 보아야 한다.

　초기 본드 시리즈물에서 서방 자유주의 국가와 반대되는 단서들, 그래서 파괴되어야 할 대상, 구경거리로 동원되는 단서들로 아시아(인도, 중국, 일본, 싱가포르 등)의 문화들이 적극적으로 활용되고 있다. 아시아의 도자기, 인도의 만달라, 군중 속에서 요가를 하는 남성, 터키의 밸리 댄스 등이 그것이다. 특히 영화 "닥터 노"에서 닥터 노는 영국과 중국인의 혼혈이며, 그의 공간에는 동양적인 장식품들이 많다. 이 모든 것들이 영화 마지막 장면에서 파괴된다. 아시아적인 것은 정의의 서방세계를 방해하는 음모적인 것이며, 파괴되어야 하는 대상으로 보인다. 초기 본드 영화에서는 동양에 소속되는 요가는 이국적인 의미를 지님과 동시에 관능성의 의미를 가지고 있으며 저속한 볼거리의 대상이었다. 축제가 열리고 그 행렬 사이에 끼어 있는 남성이 한쪽 다리를 들어서 머리 뒤로 젖힌 기묘한 자세로 보여진다. 여성은 밸리 댄스를 추며 남성을 유혹한다. 어쨌든 이와 같이 많은 경우, 요가가 지식 분야에서는 종교적이거나 철학적인 의미를 가지고 언급되었던 반면, 대중 문화 속에서는 이국적이며 기괴하고 관능적이라는 이미지로 소비되기도 했다.

　그런 연장선상에서 성 억압으로 설명될 수 있는 기존의 카톨릭

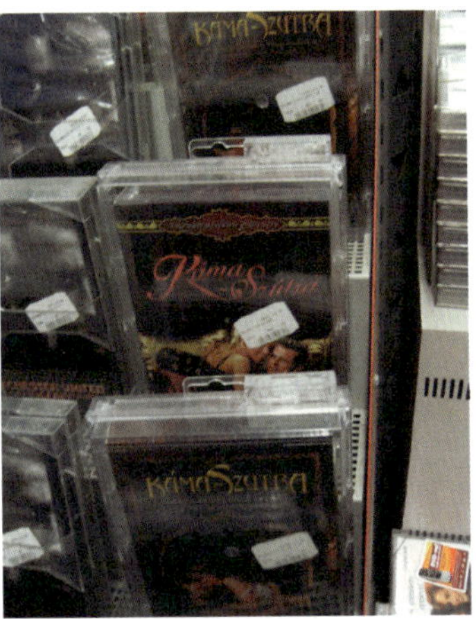

서구의 서점, DVD 매장에서 쉽게 찾아볼 수 있는 『카마수트라』

적, 기독교적 관습들과 도덕들에 대한 일탈과 저항으로서, 요가의
『카마수트라』는 서구에서 적극적으로 받아들여진다. 서점, DVD 매
장 어디에서나 쉽게 『카마수트라』 책과 DVD를 발견하게 된다.

2) 1970년대 이후 – 여성의 사회 진출과 여성 운동의 영향

서구에서 1960년대부터 여성들의 사회 진출, 경제 활동 참여가
증가하면서 1970년대에는 본격적인 여성운동이 전개된다. 대중문화
속에서도 구매력을 지닌 여성들이 소비 주체로 등장하고 여성들 스
스로 자기 계발, 자아 실현, 자기관리에도 관심을 갖게 된다. 요가에
대한 관심들은 여성들에게서도 이국적인 이미지, 지적인 이미지를
가지고 확산되지만 동양의 수련법인 만큼 대중에게 확산되어가는
데 계층적 단계를 거친다.

영화 "시계 태엽 오렌지Clockwork Orange"(1971)는 1962년 출간된
앤터니 버제스Anthony Burgess의 소설을 스탠리 큐브릭 감독이 영화화
한 작품이다. 제목은 사전적으로 '과학에 의해 개성을 잃고 로봇화
한 사람'[21]이라는 의미를 지닌다. 영화 속에서는 4인의 청년들이 부
유한 집에 침입해서 살인을 저지른다. 피해자들 중의 한 여성은 중
년의 예술가이다. 바로 이 글과 관련하여 영화에서 눈여겨볼 대목
들이 있다. 4명의 살인자들이 '몰개성, 로봇화한 사람'이라면, 이들과
대비되는 피해자들은 개성적, 인간적인 면모를 지닌다. 이 영화에서
피해자가 된 중년의 예술가를 통해서 요가와 여성의 이미지가 재현
되는 방식을 살펴볼 필요가 있다.

그녀는 고급 주택에서 자신의 미술 작품들로 꾸며진 넓은 거실

안에서 몸에 붙는 무용복을 입고, 긴 타이즈를 신고 요가를 즐기고 있다. 중년의 나이에도 불구하고 몸에 군살이라곤 전혀 없는 날씬한 몸매이다. 이런 신체적 조건 자체가 좋은 음식을 섭취하고, 자신을 관리할 수 있는 시간적 여유와 경제력을 지녔다는 의미이다. 그녀는 사르방가 아사나에서 연속해서 할라 아사나를 실시한다. 이때 카메라가 그녀의 모습을 정면에서 비춘다. 할라 아사나가 보여질 때도 할라 아사나 상태에서 두 다리를 벌린 모습을 정면에서 그로테스크하면서 외설스러워보이는 각도에서 촬영했다.

70년대에 들어서 요가가 부유하고 지적이고 예술적인 중상층의 고급문화로 자리 잡고 있음을 알 수 있다. 하지만 요가에 대한 인식 자체는 '이상하고 신기한 몸짓'을 크게 벗어나지 못하고 있다. 먹고 살기에 걱정 없는, 잘 사는 사람들이 하는, 이상한 몸 운동으로 여겨진 것이다. 이는 동시에 경제 성장으로 빈익빈 부익부 현상이 심화되어가면서, 중산층의 물질적 풍요에 대한 냉소적인 시각이 반영된 것이기도 하다.

지금도 미국 캘리포니아주에서 해안선을 따라 기후와 경치가 좋은 곳에

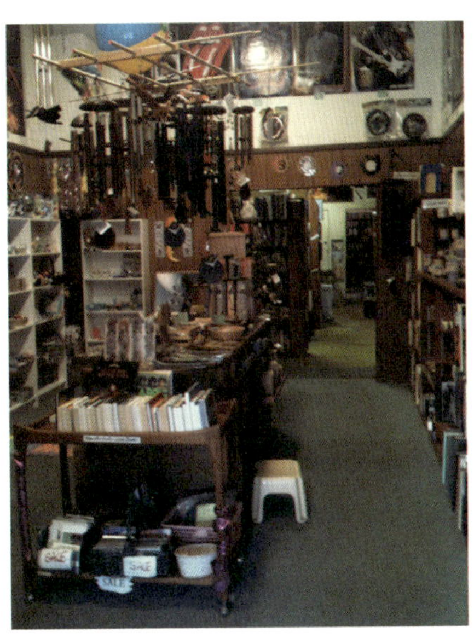

캘리포니아주 포트브랙의 한 서점에 진열되어 있는 요가 관련 용품들.

는 경제적인 여유가 있는 중산층들이 살고 있다. 왜냐하면 물가가 다른 지역에 비해서 비싸기 때문이다. 지역 내에서 히피 문화적인 요소들을 한눈에도 알 수 있는 알카타와 같은 지역도 있다. 이런 지역에는 예외 없이 요가 센터들이 자리 잡고 있으며, 서점 내에도 요가와 요가 관련 제품들, 동양의 불상이나 인도 신상들이 있고 최근에는 한국의 한지들도 진열되어 판매되고 있다.

고급문화들은 향유하는 층들이 많아지면서 서서히 알려지게 되고 대중화되는 경향을 띠기도 한다.

3) 1980년대 에어로빅 열풍에서 2000년대 요가로

대부분의 사람들은 요가를 통해 몸매를 유지하고 젊음을 유지할 수 있다고 생각한다. 또 그래서 요가를 배우려고들 한다. 이것이 어떻게 가능했을까?

이것은 미국 할리우드 영화 배우들이 요가를 통해서 몸매를 가꾸고 젊음을 유지한다는 내용들이 꾸준히 소개되었기 때문이다. 실제 할리우드 스타들이 미모를 유지하기 위해서 요가만 하는 것이 아니라, 운동, 엄격한 식단 관리, 성형 수술, 보톡스 시술도 받을 수 있지만, 이런 사실들은 가려진 채 요가를 하고 있다는 내용만 보도된다. 어느 스타가 요가를 한다는 것 자체가 또한 스타들에 대한 하나의 고상하고 신비로운 아우라를 형성하는 효과도 있다.

이러한 이미지가 형성된 데에는 여러 요인들이 복합적으로 작용한다. 우선은 요가가 신비하고 이국적인 동양 문화에서 발달했다는 역사적 사실이다.

둘째는 아사나를 실시할 때, 에어로빅과 같이 몸을 흔드는 격렬한 움직임이 없음에도 불구하고, 체형이 다듬어지고 교정되어가는 구체적인 물리적 사실이 있다. 정적인 움직임과 같은 수련법이 다른 운동과 차별화가 된다.

셋째는 다양한 아사나를 실시하면서 마음의 평정을 찾기도 하기 때문에, 마음 수행을 한다는 아우라가 형성된다.

이런 요인들에 의해서 대중들은 요가를 선호하게 되었고, 요가는 서서히 대중문화의 트렌드를 바꾸어갔다.

1970년대에는 미국에서 조깅 붐이 일면서, 나이키 스포츠화 산업이 급성장했으나, 1980년대에는 에어로빅 붐이 일었다. 영화배우 제인 폰다가 중년임에도 불구하고 날씬한 모습으로 에어로빅 복장에 운동화를 신고 만든 에어로빅 비디오는 엄청난 성공을 거두었다. 미국뿐만 아니라 어느 문화에서든 20대의 여성이 아닌 중년 여성이 날씬한 몸매를 유지하고 있는 모습을 보았을 때, 그녀가 하는 운동, 먹는 음식, 또는 생활방식이 '건강함'과 '젊음'을 유지할 수 있는 방법임을 입증해준다.

즉 트렌드를 반영하는 문화적 아이콘이 1970년대 생수통을 들고 조깅하는 모습, 1980년대 헬스장의 러닝 머신 위에서 달리는 모습에서 에어로빅을 하는 모습으로 변화된 것이다. 영화 속에서도 여성 배역들이 운동을 하며 재현되는 방식들도 이와 같이 각 시점의 문화적 트렌드를 반영했다.

이제 대중문화 속에 재현되는 여성들은 몸에 달라붙는 복장으로 땀을 흘리는 에어로빅 대신에 요가를 선택하게 되었다. 하지만 요가 복장은 이전의 에어로빅 복장과 같이 몸에 달라붙는 것으로 주로 보여졌다. 이와 같이 대중문화 속에서 요가가 재현되는 것은 요가의 대중화에 긍정적인 효과가 있다.

반면 시각적 이미지를 강조하는 영상의 특성상 유연성을 강조하는 동작들, 다른 운동이나 무용과 차별화되는 요가다운 요가동작들이 '보여주는 데' 역점을 둔다. 즉 다른 스트레칭 운동, 체조와 구별되어 요가 동작이라는 것을 한눈에 알아차릴 수 있는 독특한 동작들이 강조되어 소개된다. 예를 들어 부장가 아사나보다는 차크라 아사나가 시각적으로는 더 화려하다. 볼 거리가 생긴다. 사바 아사나보다는 몸을 비트는 마젠드라 아사나가 더 화려하고 요가답게 인식될 수 있다. 이런 과정을 겪으면서 요가는 관심을 불러일으키며 주목받고, 유연성이 있는 여성의 영역으로 자리 잡는 동시에, 여성의 영역으로 과도하게 제한되는 부정적인 효과도 발생한다.

대중문화는 고급문화를 반영하면서 고급문화가 대중에게 알려지고 보편화되는 계기를 만들기도 하고, 대중에게 보편화되어 있기 때문에 대중문화 속에 반영되기도 한다. 그 결과 점점 더 향유 계층이 확장되고 하나의 트렌드를 형성한다. 요가와 관련해서도 이러한 경향성이 예외없이 적용되었다. 영화 속에서도 요가는 점차 대중화되어가고, 대중문화의 트렌드를 바꾸어가고 있다.

미국의 TV 시리즈인 "멀피 브라운Murphy Brown"(1988-1998)은 40대인 미혼의 커리어우먼 멀피 브라운이 주인공이다. 그녀의 사무실 책장에는 인도 신의 형상으로 만들어진 장식품이 진열되어 있다. 여성의 사회 진출이 활발해지고, 동시에 히피 문화를 통해서 전달된 인도 요가 문화가 점점 대중화되어가고 있음을 알 수 있다.

또 다른 예로 "여성들이 원하는 것What Women Want"(2000)라는 미국 로맨틱 코미디 영화가 있다. 영화 속에서 남성 광고 기획자인 닉(멜 깁슨 분)은 여성에게 승진 기회를 빼앗긴다. 이후 닉은 여성을 이해하기 위해서 여성들의 문화를 체험한다. 이 때 남성 닉이 여성과 같이 몸에 달라붙는 에어로빅 복장을 하고, 여성들과 함께 요가 매트 위에서 요가를 한다.

이는 인도에서 요가 수행자로 알려지고 사진을 찍어 요가 책을 제작한 분들은 대부분 남성이었음에도 불구하고, 요가가 인도 외부의 서방 세계로 알려진 이후 여성 문화로서 확고하게 자리 잡은 문화적 현상을 반영한다. 하지만 이 영화에서도 요가는 여전히 명상과 분리되어 몸을 유연하게 움직이는 아사나로 주로 인식된다. 그로 인해 요가=아사나라는 등식이 성립되고 요가는 남성에 비해 몸이 유연한 여성의 영역으로 간주되고 있다. 요가가 대중화되는 긍정적인 효과가 있는 반면 움직임, 여성의 영역으로 국한되는 부정적인 효과도 있다.

영화보다는 TV가 좀더 광범위하게 대중들에게 수용되는 매체이다. 현재 제작되는 대부분의 미국 드라마들에서 여성 인물들은 여가 시간에 요가를 즐기러 간다. 미국의 경우 거의 모든 인구가 개인 자동차를 이용해서 이동하는 문화이다. 개인 요가 용품을 가지고 다니기도 용이하다. 몸매를 관리하고 운동을 하는 여성 이미지의 아이콘이 요가복, 어깨에 맨 요가 매트 등으로 바뀌었다. 그리고 요가복은 점점 몸에 착 달라붙고 배를 드러내는 탱크 탑, 쫄바지 형태로 바뀌고 있다.

TV 시리즈의 주인공이 요가를 하지 않더라도, 주인공의 직장 동료들, 혹은 주인공이 산책하는 중에 뒷배경으로 나타나는 여성들이 요가를 하는 장면들을 쉽게 접할 수 있다. 그만큼 요가가 일상적인 문화로 저변이 확대되고 있음을 말해준다.

하지만 그 안에서 일어나는 의미들을 세밀히 분석할 필요가 있다. 이런 재현 방식의 긍정적인 측면은 요가를 하면 그런 옷들을 입을 수 있는 날씬한 몸매, 젊음, 노화 방지가 가능하다는 이미지를 형성한다. 부정적인 측면은, 요가는 그런 옷을 입을 수 있는 사람들이 시작할 수 있다는 심리적 진입 장벽을 만든다는 것이다.

4) 2000년대 후반 이후의 변화

젊은 층들이 좋아하는 미국 코미디 드라마 "빅뱅이론The Big Bang Theory"(2007-현재)은 한국에서도 채널N에서 방송되고 있다. 젊은 이공 계열의 남성 박사들과 두 명의 여성 박사와 한 명의 배우 지망생 여성의 일상을 코믹하게 그리고 있는 시트콤이다. 이 중에서 페니는 배우 지망생이며 다른 사람들에 비해서 학력이 부족하고, 지적이지 않은 인물로 보여진다. 박사 학위 소지자들 중에서도 셸던은 남성 물리학 박사로 스스로 천재라고 자부한다. 같은 건물에 살고 있어서 서로 이웃인 페니와 셸던이 함께 운동을 하러 간다. 건물 복도에서 만나 준비 운동으로 요가 동작들을 선보인다. 페니는 유연하게 손이 바닥에 닿지만, 셸던은 상체를 앞으로 구부릴 때, 두 손이 허리선까지도 닿지 않는다. 남성 물리학 박사인 셸던의 유연성이 그만큼 떨어지고 있음을 보여준다. 이런 재현방식은 성별, 지적 능력과 몸의 유연성을 연결시키는 부정적인 효과도 있다.

'여성=지적 능력 부족=유연함', '남성=명석함=유연하지 않음'이라는 대립항이 생기기도 한다. 또한 요가는 몸을 움직이는 운동을 하기 이전의 준비 운동으로 그 의미가 축소되었다.

이에 비해 미국의 가족 드라마인 "모던 패밀리The Modern Family"(2009-현재)에서는 세 아이를 키우는 중년의 주부인 클라라가 스트레스를 풀기 위해서 요가를 하러 다닌다. 하루는 요가를 한다고 집을 나섰지만 실은 요가 스튜디오 근처에 있는 사격장에 가서 사격 연습을 한다. 그만큼 스트레스가 과다한 중년 여성의 삶을 보여준다. 즉 그녀는 자신의 삶에서 비롯되는 온갖 긴장과 번뇌들로부터 벗어나기 위해 요가원을 찾고 사격장을 찾는 것이다.

"빅뱅이론"과 "모던 패밀리"를 비교하면 차이를 알 수 있다. 20-30대의 청년층은 요가를 운동으로 시도한다. 하지만 "모던 패밀리"에서는 중년의 여성이 가족과의 일상에서 오는 스트레스에서 벗어나 마음을 다스리기 위해서 요가 수련을 선택한다. 요가를 좋아하는 연령층이 다변화되면서 요가는 마음을 다스리는 명상의 이미지들을 시나브로 회복해간다. 왜냐하면 오위층(판차코샤)이라는 관점에서 볼 때에도, 몸에 드러나는 증상은 우리 마음에 원인이 있기 때문이다. 또한 몸의 증상 때문에 마음에 영향을 끼치게 된다. 요가는 몸을 다스리고, 마음을 다스리는 수행을 함께 병행하면서, 궁극적으로는 마음작용의 지멸을 통해 참나를 찾고, 참나에 도달하는 것을 목표로 한다.[22] 몸을 움직이며 스트레칭을 하고, 몸매를 다듬는 이미지에서 조금씩 궤도 수정을 하고 있다.

2010년에 개봉되었던 할리우드 영화 "먹고 기도하고 사랑하고 Eat Pray Love"는 길버트 엘리자베스Gilbert Elizabeth가 쓴 동명의 소설 (2007년 출간)을 줄리아 로버츠[23] 주연으로 영화화한 것이다. 뉴요커인 중년의 여성이 이혼한 후, 이탈리아, 인도 요가 아슈람, 인도네시아 발리로 여행을 떠나 자신을 발견하고, 사랑을 찾게 된다. 뉴욕에서부터 그녀는 크리슈나교 집회에도 참가하고, 인도에 도착해서는 요가 아슈람에서 지낸다. 이 때 그녀는 편안한 의상을 입고 명상과 챈팅하는 모습만이 보여진다. 요가 아사나를 실행하는 모습은 보여지지 않는다. 그녀가 명상하는 모습을 살펴보자.

(명상룸. 싯다 아사나로 앉아 있다.)
앉은 상태에서 고개를 돌려 벽에 있는 시계를 본다.
(시계, 1:59를 가리킨다.)

좋아. 단순하게 마음을 비우자.
숨을 쉬고.

(싯다 아사나에서 발가락으로, 허벅지 위에 올려진 팔을 긁음)

올해 내가 무엇을 해야 하지? 올해도 다 끝나잖아.
어디서 살아야 하지? 아마도 시카고.

(감은 눈이 클로즈업됨)

오, 하느님.
내가 이 명상룸을 엉망진창으로 만드네?

안 돼. 생각을 끊어.

(무릎 위로 올린 손에서 손가락들끼리 만지작거림)

꼼지락거리는 소리라도 좀 내보세요, Corela.
어떻게 그녀는 저렇게 (꼼짝않고 명상)할 수 있을까?
마치 성녀 테레사 수녀님 같네.

(시계를 본다. 시계 2:00으로 바뀐다.)

오, 세상에. 나를 죽여.

(싯다 아사나로 앉은 상태에서, 머리를 바닥에 쿵하고 떨어뜨리며 고꾸라진다.)

눈을 감고, 생각을 끊고 마음을 비우고 명상에 집중하려 하지만, 앞으로 무엇을 할지? 어디에서 살아야 할지? 끊임없이 생각들이 올라온다. 명상하기가 쉽지 않음을 유머러스하게 보여준다. 동시에 일상에서 살아가면서 겪는 문제들이 마음의 번뇌를 일으키는 현실을 여과 없이 보여준다. 그 누가 삶이 가져다주는 번뇌로부터 자유로울 수 있을까? 자신의 생계를 책임지고 살아야 하는 중년의 여성이 당면한 문제들, 그 문제들이 고요히 명상하려고 애쓰는 중에도 불쑥불쑥 솟아나는 현상을 보여주기 때문에, 오히려 그래서 명상을 어렵게 생각했던 사람들에게도 친밀함을 느끼게 한다. 명상을 시도하게끔 문지방을 낮추는 역할을 해준다.

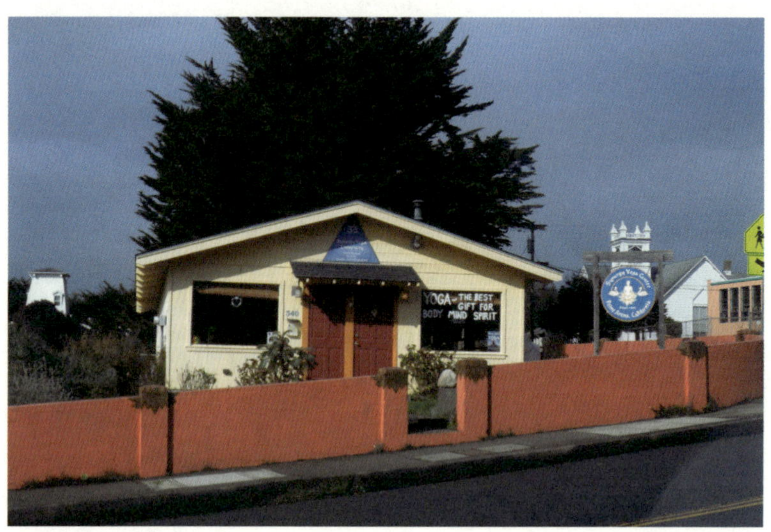

포인트 아레나의 요가 센터

요가는 아사나만을 추구하는 것이 아니라, 마음을 다스리고 자아를 찾는 여정이 되며, 중년의 여성도 할 수 있는 수행이 된다. 이것은 요가에 접근 가능한 대상을 젊고 유연한 여성에서 보다 나이 들고 유연하지 않은 사람들에게까지 확장해준다.

5) 심리적 거리를 무너뜨리는 물질적 조건들

이렇게 요가가 좀더 보편화되는 데에는 항공 교통의 대중화와 생활 물가도 한몫을 한다. '아득히 먼 거리'에 존재하던 인도가, 장거리 비행이라 해도 전 세계 어디에서든 하루 24시간 내로 방문할 수 있을 정도로 거리가 좁혀졌다. 공간적인 거리감이 줄어들면서 심리적인 거리감도 줄어들었다. 그만큼 여행자들도 많아졌다.

"먹고, 마시고, 사랑하고"에서도 인도는 중년의 여성이 직장을 그만둔 상태로 방문해볼 수 있는 곳이다. 뿐만 아니라 2012년에 영화화된 데이비드 니콜스의 원작 소설 『원테이*One Day*』에서도, 인도에서 보내는 시간들이 나온다. 1988년 대학 졸업식날, 엠마와 덱스터는 친구가 되었다. 그리고 1988년부터 2008년까지 20년간 매년 7월 15일에 일어났던 이야기들로 소설은 진행된다. 인도로 떠났던 덱스터가 영국에 있는 엠마를 인도로 초청하는 편지를 썼다.

> 당장 델리로 가는 비행기표를 예약해....(중략)...내가 너의 비행기 티켓 비용을 송금할게....네가 여기에 있는 동안 내가 모든 비용을 다 낼게....(중략)....**여기는 끔찍히도 싸거든**DAMN CHEAP. 우리가 여기서 몇 달이고 지낼 수 있어.[24]

인도의 물가가 싸다는 표현은 또 다른 영화에서도 나타난다. 얀 마텔Yann Martel의 『파이 이야기』(2002)는 앙 리 감독에 의해 "라이프 오브 파이Life of Pi"(2012)로 영화화되었다. 영화 속에서 글을 쓰는 작가가 파이를 만나 대화를 나눈다.

파이: 그래서, 퐁디셰리에서 무엇을 했나요?
작가: 소설을 썼어요.
파이: 아……저도 당신의 첫 번째 책을 흥미롭게 읽었어요.
　　　그럼, 이번 새 책은 인도를 배경으로 하나요?
작가: 아니요. 실질적으로 포르투갈이 배경이죠. 그렇지만 인도
　　　에서 생활하는 게 더 싸요.

물가가 싸다는 것이 부정적인 의미로만 사용되지는 않는다. 심리적 거리감을 그만큼 줄여준다. 고상한 고급문화라는 아우라는 걷어내고, 좀더 쉽게 접근할 수 있는 친밀감이 형성된다.

서구에서는 산업화 이후 인간 존재의 모든 행위들에 대해서 가격이 매겨지고, 따라서 삶의 비용이 그만큼 높아졌다. 그러한 문화 속에서 생활했던 사람들에게 자신의 한 달 생활비로 인도에서 여러 달을 생활할 수 있다는 사실 자체가 자본주의에 대한 다른 시각을 제공해준다. 혹은 인도에서 임금이 지불되는 노동 현실에 대해서도 알게 되어, 자본주의의 폐해를 깨닫게 될 수도 있다. 어쨌든 저렴하기 때문에 더 많은 사람들이 동양에 직접 와서 체험할 수 있게 된다. 이런 상황에서는 동양을 더 이상 과거와 같이 신비주의로 가리거나 편견으로 평가절하하지 않고 동양의 본질, 요가의 본질을 느

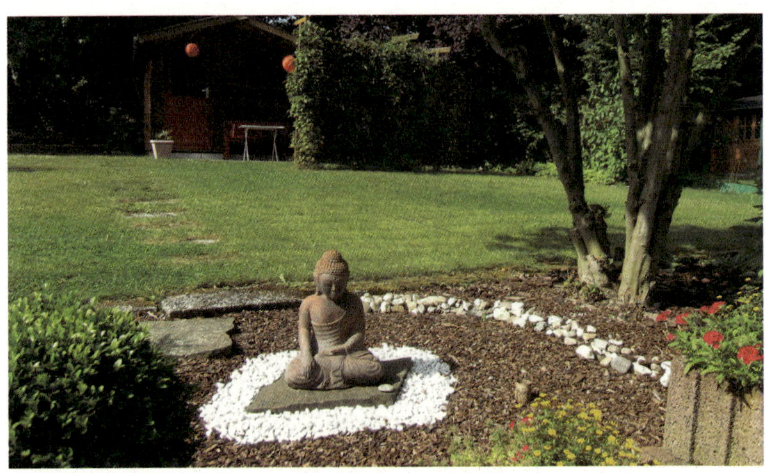

서구에서는 힌두교나 불교 신자가 아니더라도 집 안에 불상을 모셔두고 좋은 지향점으로 여기기도 한다.

끼는 계기로 삼을 수 있다. 요가도 그만큼 더 보편화되고 본질로 돌아갈 수 있는 계기가 될 수 있다. 요가를 아사나로 재현하는 방식에서 벗어나, 명상과 참자아를 찾는 수행으로 재현 방식이 변해간다고 볼 수 있다. 굳이 힌두교나 불교 신자가 아니라 하더라도, 또 기독교 신자라 하더라도 집 안에 요가 신상이나 불상을 두고 좋은 지향점으로 받아들이는 현상도 쉽게 볼 수 있다.

4. 한국 대중 문화에 나타난 요가와 여성

이제 한국의 대중 문화 속에서 요가와 여성의 이미지가 재현된 방식들을 살펴보자. 앞서 한국에서는 2000년 이후에 요가가 대중화되었다고 밝혔다. 요가와 관련한 이미지들이 나오는 시기도 2000년 이후가 많다.

"싱글즈"(2003. 07. 11)는 연애와 결혼에 몰두하고 있는 두 싱글 여성의 이야기를 다룬다. 친구인 두 여성은 찜질방에서 땀을 흘리며 다리를 나비처럼 연신 움직이며 나비 자세를 실시한다. 땀을 흘리며 살을 빼고 몸매를 가다듬기 위해서이다. 특히 이 자세는 성선을 자극하는 아사나로도 알려져 있다. 관객에게는 이들에게 현재 중요하게 여겨지는 것이 무엇인가를 연상시킬 수 있는 장면이다.

같은 해 후반에 박찬욱 감독의 "올드보이"(2003. 11. 21)가 개봉되었고, 영화 속에서 화려한 배경의 사업가 이우진(유지태 분)이 자신의 펜트하우스에서 살람바사나를 하는 모습으로 세간의 화제가 되었다. 이에 대해서 박찬욱 감독을 인터뷰하면서 이 장면에 대해서 질문했을 때, 요가 자세를 선택한 이유에 대해서 다음과 같이 말했다.

> 이우진을 신과 같은 이미지, 아폴로 신의 이미지로 만들기 위해서였다.[25]

그리고 "올드보이" 다음 작품이며 복수 3부작의 마지막 작품인 "친절한 금자씨"(2005)에서도 이금자(이영애 분)가 요가 명상하는 장면이 짧게 스쳐지나가듯 나온다. 바로 유괴범인 백한상(최민식 분)을 결박시켜놓고 살해하기 전에 요가 명상 자세를 취하고 있다. 이금자에게 끔찍한 살인범이라는 이미지보다는, 억울한 누명을 쓰고 살았던 세월과 그 동안의 고통을 억누르며 마음을 다스리는 이미지를 만들어준다.

전혀 명상을 할 수 있는 상황이 아닌데 명상을 하는 모습을 연출함으로써 이금자라는 여성인물에 대해서 강인하고 냉철한 이미지를 부여하게 된다. 박찬욱 감독의 영화에서 요가가 재현되는 방식은, 인간의 영역을 넘어선 신비주의, 초인의 이미지를 부여하는 데 기여한다고 볼 수 있다.

요가가 보편화되면서, 요가가 소개되는 장르도 다양해졌다. 2009년에는 "요가학원"(2009. 08. 20)이라는 공포영화가 개봉되었다. 주인공은 홈쇼핑 쇼호스트인 효정이다. 영화 속에서 여자 친구들간의 수다는 한국 사회에서 여성들에게 요구되는 요건들, 그래서 많은 여성들이 관심을 가지고 있는 지점들을 집약적으로 말해준다.

미모는 경쟁력, 머리는 기본이고, 어리면 금상첨화이다.

효정은 자신보다 어리고, 젊고 매력적인 미스 코리아 출신 후배에게 쇼호스트 자리를 빼앗긴다. 다큐멘터리 감독인 남자친구와도 어려움을 겪었다. 그래서 효정은 말했다.

벼랑 끝에 있는 느낌이기 때문에 요가로 지금의 나를 버리고 완전히 다른 사람으로 다시 태어나고 싶다.

그리고 완벽한 미모를 얻기 위해 비밀스러운 요가 심화훈련에 들어간다는 내용이다.

그곳에는 여섯 명의 여성들이 모였다. 성형수술 부작용으로 고통받는 여성, 20kg 이상을 감량한 후에도 체중에 대한 강박증에 시달리는 여성, 얼굴만 예쁘지 실력이 없다는 비난으로 고통받는 가수 등이 모였다. 20대 또는 30대 초반의 여성들이다.

영화 속 요가 수련 복장은 몸에 과도하게 달라붙고 신체가 노출되는 스타일이며, 여성들은 땀을 흘려가며 고난도의 아사나를 연습한다. 극기 훈련을 방불케 할 정도이다. 요가는 아름다움, 젊음을 유지할 수 있는 극단적인, 최후의 보루로 묘사된다. 요가에 접근하게 되는 동기는 지금의 나를 버리고 완전히 다른 사람, 즉 진정한 자신을 찾고자 하는 데서 시작되었다. 하지만 요가 수련 자체는 고난이도의 요가 아사나들을 실시하는 것으로 요가의 외연이 축소되었다. 영화에서처럼 요가는 젊음과 외적 미모를 추구하는, 젊고 건강한 여성들만이 할 수 있는 것으로 느껴진다.

이상과 같이 현재 한국 사회에서 요가가 대중 문화 속에서 재현되는 방식들도 살펴보았다. 또한 이것은 일반 대중들에게 요가가 수용되고 있는 방식을 반영하기도 하며 동시에 확산하기도 한다. 박찬욱의 영화 이외의 대중매체들에서 요가는 여성들이 다운사이징을 하는 다이어트 위주로, 몸매와 외모를 가꾸는 수단으로 보여지고 상업화되어간다.

5. 요가 본연의 자리로 회귀

성공한 할리우드 영화와 미국 드라마 속에서 요가와 여성들이 재현되는 방식이 변화되는 방향성을 살펴보면, 또 이를 한국 대중 문화 속에서 재현된 방식들과 비교해보면, 요가가 앞으로 나아갈 방향에 대해 좀더 확신을 갖게 된다. 경제 성장 시기, 정치적 안정기 등의 여러 측면을 고려했을 때 서구의 발전 속도가 한국보다 앞섰다는 것은 의심의 여지가 없다. 이와 더불어 요가가 대중에게 알려진 시기도 서구가 한국보다 앞섰기 때문에 그 변화의 방향을 살펴보는 일은 유의미하다.

21세기에 들어와서 요가는 외모, 옷차림에 집착하며 요가를 접하는 젊은 세대들보다는, 복잡한 현대사회의 일상에서 일어나는 수많은 번뇌들에서 벗어나, '편안함', '마음 비움', '충만함', '자아 찾기'를 추구하는 방향으로 변화되어가고 있다.

요가를 통해 적극적으로 자신을 찾고자 명상을 하는 세대들이 있으며 그 수는 계속 증가하고 있

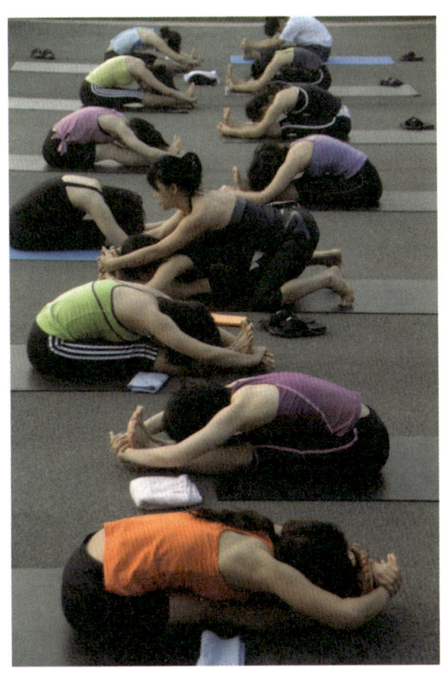

요가를 통해 적극적으로 자신을 찾고자 하는 사람들의 수는 계속 증가하고 있다.

다. 그들은 몸을 움직이며 단순히 몸매를 가꾸며 외적 아름다움을 추구하던 데에서, 일상이 주는 경쟁과 피로에서 벗어나 내면을 돌아보며 숨겨진 자신의 모습을 발견하고 자신을 치유하고 성장하는 계기로 요가를 자리 매김해가고 있다. 요가가 아사나로만 그 의미를 축소하기보다는 마음과 몸을 결합시키고 마음을 돌보고 충만함 mindfulness을 추구하는 요가 본연의 자리로 돌아가야 할 시기이다.

지, 무수한 요소들의 집합이다. 이 문화가 인위적으로 조작되는 것은 불가능에 가깝다. 하지만 이
문화가 부분적으로 조정되는 것은 가능의 영역이다. 비판 담론은 현재의 요가 문화를 조정할 수
있는 가장 현실적인 대안이다. 달변이 아닌 어눌하고 더듬거리는 눌변일지라도 '우리의 요가 이야
기'를 쓰기 위한 희망찬 항해의 첫걸음이다.

6 요가 문화의 현재와 미래 — 데생과 몽타주

박효엽

요가 문화는, 요가원 원장부터 요가 경전 연구자까지, 요가 매트부터 깨달음이라는 어떤 목적까
지, 무수한 요소들의 집합이다. 이 문화가 인위적으로 조작되는 것은 불가능에 가깝다. 하지만 이
문화가 부분적으로 조정되는 것은 가능의 영역이다. 비판 담론은 현재의 요가 문화를 조정할 수
있는 가장 현실적인 대안이다. 달변이 아닌 어눌하고 더듬거리는 눌변일지라도 '우리의 요가 이야
기'를 쓰기 위한 희망찬 항해의 첫걸음이다.

1. 요가의 르네상스를 통과하며

눈을 감고 요가의 세계 지도를 떠올린다. 남아시아와 동아시아와 북미와 유럽을 중심으로 요가는 매우 역동적으로 살아 움직인다. 요가의 발상지 인도를 '줌 인zoom in'해본다. 인도라는 아대륙 자체가 마치 하나의 요가 아사나처럼 눈앞에 펼쳐진다. 갠지스 강과 인간의 숲과 고개 든 코브라와 형형색색의 사리, 그리고 요가 수행자들. 그들의 고혹적이고 굳건한 자세는 수천 년의 전통을 은근하게 발산하고 있다.

인도는 요가의 나라, 요가는 인도의 것!

상상의 끝에 다가온 이 명제는 오늘날 21세기에도 여전히 유효할까? 쉽게 말해, 21세기 현재에도 여전히 인도는 요가의 나라이고

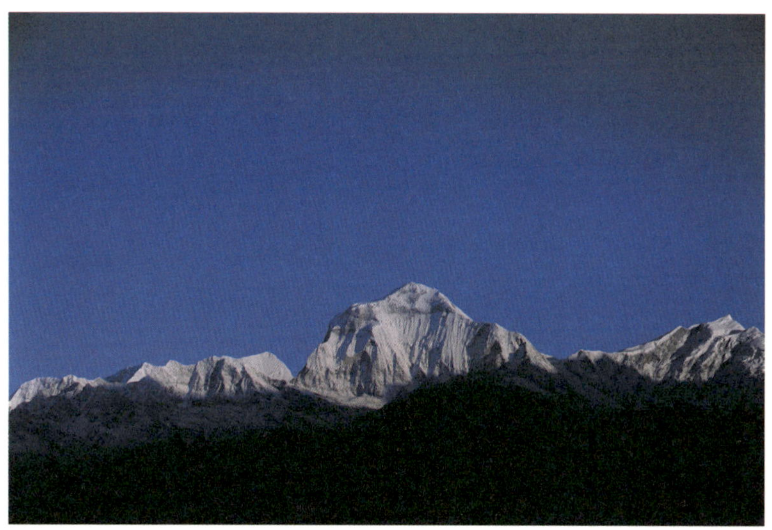

요가의 신 쉬바가 살고 있다고 여겨지는 히말라야.

요가는 인도의 것일까? 이 거창한 물음에 대해, 나는 '그렇지 않다'고 대답하고 싶다.

지난 20세기에 요가의 운명은 심상치 않았다. 신지학회The Theoso-phical Society를 통해 인도가 요가를 서양에 수출한 이래, 20세기의 요가는 한마디로 '요가의 세속화와 세계화'로 정의될 수 있을 것이다. 요가는 힌두교라는 종교를 탈피하면서 세속적 문화가 되었고[1] 인도라는 지역을 탈피하면서 세계적 문화가 되었다. 이를 '요가의 탈종교화와 탈지역화'라고 불러도 무방하다.

그리고 이러한 변화는 100여 년 동안에 일어났다. 19세기만 해도 요가는 어떤 모습이었는가? 요가는 그저 힌두교의 사유 체계, 종교적 양식, 실천적 수행 등에 지나지 않았다. 지역적으로도 남아시아 지역을 거의 벗어나지 못했다. 그러다가 20세기의 요가는 서양 문명의 핵심인 기독교 전통, 뉴에이지New Age라는 현대판 신비주의, 실증과 검증을 바탕으로 하는 과학 문명 등과 같이 다수의 요소들과 결합함으로써 단숨에 힌두교라는 그 종교적 색채를 희석시켜버렸다.[2] 또한 20세기의 요가는 인도에 한정되던 과거의 요가 문화와는 달리 세계의 문화로 재위치지어짐으로써 인도라는 그 지역적 색채를 크게 희석시켜버렸다.

'요가의 르네상스'라고도 부를 수 있는 지난 100여 년의 요가 역사는 이와 같이 전개되었다. 학자들은 이 시기를 '현대 요가Modern Yoga'라는 이름으로 특별하게 부른다. 오늘날 우리가 살고 있는 동시대[3]가 시대적으로 '현대'이기 때문에 동시대의 요가는 '현대 요가'이다. 하지만 내용적으로도 20세기 이후의 요가가 그 이전의 요가와

확실히 차별화되는 특징을 보
여주기 때문에 '현대 요가'라
고 부르는 것이다. 어떤 차별
화된 특징을 보여줄까? 엘리
자베스 드 미첼리스Elizabeth De
Michelis는 현대 요가의 특징으
로 세계관의 확대, 선택의 자
유, 상품화, 치유화를 거론한
바 있다.[4] 나는 현대 요가를
탈종교화(세속화)와 탈지역화
(세계화)의 산물로 간주했다.

보다 중요한 점은 현대 요
가의 역사가 단적으로 요가의

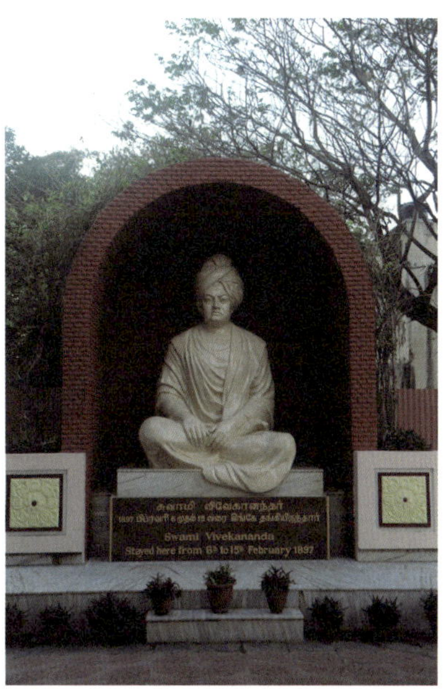

'현대 요가'의 창시자라고 할 수 있는 스와미
비베카난다.

문화사라는 것이다. 요가는 세속화와 세계화를 이룸으로써 그 이전
시대와 비교해 전격적으로 문화의 시대에 진입했다. 당연히 과거 인
도에도 요가 문화가 존재했지만 그것은 힌두 문화의 한 양상에 불
과했다. 그와 달리 현대의 요가 문화는 세계 각 지역에서 매우 다양
한 양상으로 전개되고 있다.

요가의 이러한 역사적 변환은 경이롭고 충격적이다. 다만 급류
에 휩쓸린 돼지가 바로 코앞에 놓인 바위에도 올라앉지 못하듯이
급변하는 흐름 속에서는 그 흐름을 읽지 못할 가능성이 농후할 뿐
이다. 교과서적으로 말하자면 21세기의 요가는 가장 풍성한 전통을
꽃피울 수 있는 시기의 한가운데를 경유하고 있다. 요가 문화가 요

가를 새롭게 규정하고 그러한 요가가 다시 요가 문화를 선도함으로써, 그 지속적인 상호작용 속에서 요가의 미래는 어디로 튈지 모르는 공처럼 무한하게 열려 있다.

2. 요가 문화의 보편성과 특수성

그런데 21세기의 요가는 그 문화적 측면에서 여전히 종교적이고 또 지역적이다. 탈종교화와 탈지역화의 길을 걸었으면서 변함없이 종교적인 색채와 지역적인 색채를 가진다.

우선 몸과 마음의 건강성을 추구하는 요가가 힌두교를 넘어 문화적 보편성을 가진다는 것에는 의심의 여지가 없다. 그럼에도 요가는 그 자체에 붙여진 종교(힌두교)라는 특수한 꼬리표를 쉽게 떼어낼 수 없다. 그 예로 기독교나 이슬람교 측에서는 종종 요가가 힌두교를 교묘하게 선교하기 위한 도구라며 어설픈 혐의를 씌우기도 한다. 요가를 둘러싼 종교적 갈등은 언제든지 폭발할 가능성을 가지고 있는 셈이다.

마찬가지로 동시대의 요가가 인도라는 지역을 넘어 보편적 문화로 간주되는 것에도 의심의 여지가 없다. 뉴욕 등지에서 가장 세련된 문화 가운데 하나로 인식되는 것이 요가와 명상을 중심으로 하는 힌두 문화라는 이야기도 있으니 말이다. 그럼에도 현재의 요가는 각 지역 문화의 특수성과 결합되면서 다양한 토착화의 경로를 따르고 있다. 한마디로 동시대 전 세계의 요가 문화는 동질적인 무언가를 공유하면서도 엄청나게 다양한 스펙트럼을 펼쳐보인다.

구체적인 실례로서 북미(북아메리카) 요가계의 현실을 한번 들여다보자. 다음은 2012년 9월에 발간된 『21세기 요가: 문화와 정치 그리고 실천*21st Century Yoga: Culture, Politics, and Practice*』이라는 책의 차례이다. 에세이를 모은 이 책의 저자들은 북미에서 실제로 요가를 하면서 요가 담론을 주도하는 저명한 요가 평론가들이다.[5]

1. 시작하기: 요가와 북미 문화

2. 깨달음 2.0: 미국 요가의 실험

3. 요가로 예뻐지는 법: 아름다움의 신화, 요가, 그리고 '나'

4. '아름다운 몸'에 대해 질문하기: 요가, 상업주의, 그리고 분별하기

5. 분리된 정신성: 북미의 요가와 선 공동체에서 마음과 몸의 분리 검토하기

6. 관계에의 굶주림: 요가를 통한 식욕 감퇴의 치료

7. 요가와 12단계: 중독으로부터 전일론(全一論)적인 회복으로

8. 현대 요가는, 모든 요가 스튜디오가 무료 급식소의 역할을 배로 늘리고 또 요가와 행동주의의 경계로부터 새로운 전망을 배로 늘릴 때까지, 진정한 문화를 이루지 못할 것이다.

9. 전쟁을 위한 요가: 신성에 대한 정치학

10. 우리의 참된 본성은 우리의 상상이다: 요가와 세상 끝에서의 비폭력

11. 요가는 어떻게 나의 마음에 끼어들었는가?

12. 끝맺기: 요가의 발전과 글쓰기의 실행

열두 개 에세이의 중심어라고 할 수 있는 이 차례를 보면 어떤

생각이 드는가? 나의 첫인상은, 이 책이 요가의 '먼 과거'와 '가까운 미래'를 다 포괄하고 있다는 것이었다. 깨달음, 분별, 전일론 등은 요가의 고전적 담론에 속한다. 아름다움의 신화, 상업주의, 중독 등은 상당히 일반화된 요가의 현대적 담론을 노정한다. 2.0과 실험, 신화 해체, 회의와 검토, 진정성 탐구 등을 내포하는 담론들은 도전적인 미래를 향한 움직임이다. 결과적으로 이 책은 요가의 과거와 미래를 현재적 시간으로 수렴하면서 북미라는 특정 지역의 요가 문화를 평론하고 있다.

이 책을 알리고자 하는 광고 문구를 보면 문화의 현장이 더 잘 포착된다. 그 문구는 "요가는 고대 인도에 뿌리를 두고 있을 테지만, 오늘날 요가는 북아메리카에서 새로운 무언가로 변형되고 있다"[6]라는 내용이다. 과연 이만큼 동시대 요가의 보편적인 정신과 특수한 문화적 변용을 잘 드러내줄 수 있는 문구가 있을 것인가. 이것이 북미 요가계의 현주소이다. 인도를 기원으로 하는 요가는 북미에서 새로운 무언가로, 살아서 펄떡이는 생선처럼, 변화하고 있는 중이다.

책의 제목에서 문화, 정치, 실천이라는 개념들은 크게 문화의 범주에 포함될 수 있다. 책의 목차에서 깨달음, 미용, 육체, 중독, 몸과 마음, 정치, 실천, 비폭력 등의 개념들은 요가 문화의 영역이 전방위에 걸쳐 있음을 알려준다. 결국 이 책에서 여러 담론들은 21세기 북미의 요가가 현재진행형으로서 그 보편적이고 특수적인 문화의 형태로 자리 잡는 현장을 다채롭게 중계한다.

이처럼 요가 문화라는 것은 오늘날 그 정체를 파악하기가 쉽지 않다. 요가가 정착된 각 문화권마다 문화적 보편성과 특수성 사

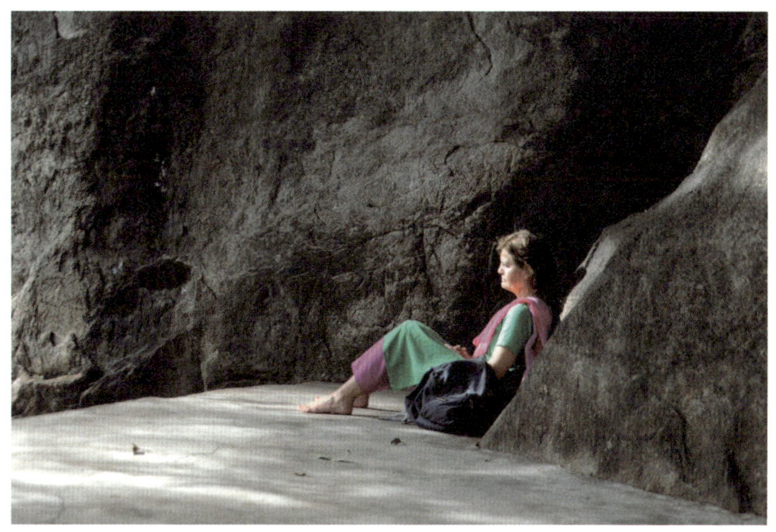

인도에서 기원한 요가는 현재 북미에서 새로운 무언가로 변화하고 있는 중이다.

이에 긴장 어린 접촉이 계속되는 가운데 다양한 요가 문화가 펼쳐진다. 또한 동일한 문화권 내에서도 요가 문화를 바라보는 시선들이 가지각색이다.

어쩌면 현대 요가의 이러한 격변을 부정적인 것으로 폄하하는 방법이 가장 쉬울지도 모른다. 그 입장에 선 사람들은 주로 요가의 보편성만을 강조하면서 특수한 문화적 변용을 거부하는 편이다. 다르게 말해 요가를 여전히 수행적인 측면에서 바라보고자 할 뿐 문화적 측면에서 바라보기를 거북해하는 것이다. 요가 수행의 목적이 보편성의 획득이듯이 순수하고 진정한 하나의 보편적 요가가 존재한다는 믿음을 바탕에 두고 있다. 그들에게 다양성과 차이를 가진 요가 문화의 복잡 미묘함은 일종의 가상에 지나지 않을지도 모른다.

나는 오늘날 문화로서의 요가가 개인적 삶과 사회적 삶 모두에서 그 이전의 어떤 요가보다도 긍정적인 방식으로 작동할 것이라고 받아들인다. 이러한 생각에는 요가를 수행적인 관점에서만 바라보는 것보다 수행을 포함하는 문화적인 관점에서 바라보는 것이 더 건강한 삶의 가능성을 가져온다는 인식이 전제되어 있다. 이와 비슷한 입장을 미국 출신의 사회학자 필 주커먼Phil Zuckerman에게서 찾을 수 있다. 그는 종교적인 믿음이 매우 약한 스칸디나비아 지역이 종교에 매우 열성적인 미국 지역만큼이나 혹은 그 이상으로 지상천국과 같은 건강한 사회를 형성한다고 주장한다. 그는 스칸디나비아 지역의 종교를 '문화적 종교'로 명명하는데, 이를 "오랜 역사를 지닌 종교적 전통에 일체감을 지닌 사람들이 종교 안의 초자연적인 요소를 진심으로 믿지 않으면서도 확연히 종교적인 행사에 참여하는 현상"[7]이라고 정의한다. 문화적 종교라는 말처럼 '문화적 요가'라는 말도 이처럼 긍정적인 맥락에서 사용해볼 수 있을 것이다.

어쩌면 요가에서 도그마가 되다시피 한 색채가 적으면 적을수록 요가에 더 좋은 일이 생길지도 모른다. 소수가 점유하던 요가 수행보다는 다수의 대중이 향유하는 요가 문화가 삶의 지평을 넓히는 데 더 크게 기여할 가능성이 높을지도 모른다. 그리하여 문화적 요가라는 것은 더 이상 깨달음을 목적으로 하는 요가가 아니다. 그것은 요가를 매개로 하여 서로 즐거워하고 함께 어울리며 삶에 강세를 주고 균형을 잡아주는 보편적인 삶의 길 가운데 하나에 지나지 않는다.

3. 숲을 보려고 시도하다

동시대의 요가는 국지적 요가 문화의 총체이다. 어떤 요가 문화는 전통적인 요가와 매우 가깝고 또 어떤 요가 문화는 그것과 매우 멀다. 모든 국지적 요가 문화들은 아주 느슨하게 '요가'라는 이름 아래 동질성을 가질 뿐이다. 그 흐릿한 동질성이나마 포착하려는 것은 어쩌면 숲 속에서 숲 전체를 보려는 무모한 시도일지도 모른다.

격변의 소용돌이 속에서 가지각색의 표정을 드러내는 동시대 요가 문화를 그 전체로서 재단하는 것은 데생dessin이나 몽타주montage와 같은 방식만으로 가능하지 않을까? 데생 또는 몽타주. 나는 요가 문화에 대한 데생을 통해 그 역동적인 윤곽을 제시하려 하고 또 요가 문화에 대한 몽타주를 통해 그 이상적인 전망을 제시하려고 한다. 물론 '어느 정도나마'나 '가능한 한'이라는 단서를 붙여야만 할 것이다.

이 경우에 요가 문화를 어떻게 규정하느냐 하는 것은 요가 문화를 어떻게 수용하느냐 하는 것이 된다. 즉 요가 문화에 대한 인식 자체가 요가 문화에 대한 평가가 된다. 요가 문화를 규정하는 것에 가치평가가 개입될 수밖에 없는 까닭에서이다. 더 나아가 요가 문화에 대한 규정은 요가 자체에 대한 어떤 이해요, 요가 자체에 대한 어떤 전망이 될 것이다. 오늘날 요가는 요가 문화와는 별도로 존재할 수 없는 까닭에서이다.

그리하여 이제 나는 동시대의 요가 문화를 세 차원에서 규정해 보려고 한다. 그것은 혼종 문화, 대안 문화, 연대 문화이다. 다소 도식적일지는 모르지만 요가 문화의 문화적 정체성을 혼종 문화로, 요가 문화의 현재적 위상과 의의를 대안 문화로, 요가 문화의 미래적 전망과 지향점을 연대 문화로 각각 규정한 것이다.

사족으로 다음 두 가지를 덧붙여야 할 듯하다. 하나는, 저러한 세 차원을 다루는 데 요가 선진국이라고 할 수 있는 북미 요가계의 동시대적 현실을 참고로 한다는 것이다. 다른 하나는, 동시대의 요가 문화를 '전체적으로' 규정하고 인식하려는 이 시도가 지극히 '부분적인' 나의 요가 이해이고 요가 전망이라는 것이다.

4. 혼종 문화, 상상 그 이상의

'혼종hybrid'이라는 말은 애당초에 남미에서 원주민과 백인 사이의 혼혈을 가리키는 용어였다고 한다. 흰 피부색도 아니고 검은 피부색도 아닌 제3의 피부색을 가진 주민이 출현한다는 것은 어떤 의미였을까? 아마도 인간을 흑과 백으로 구분하는 것이 절대적이지 않다는 점을 깨닫게 되었으리라. 백인과 유사하지만 완전한 백인은 아닌 혼종으로 말미암아, 백인은 영원히 백인일 것이라는 생각에 큰 충격과 균열이 있었으리라.

오늘날에 이 혼종이나 혼종성이라는 개념은 문화 연구에서 대단히 핵심적이다. 쉽게 정의해보자면, 혼종이란 "이전의 개별적인 문화 요소를 혼합하여 새로운 의미와 정체성을 만드는 데 관여하는 것"[8]이다. 이 개념은 정체성, 차이, 불평등, 다문화주의 등과 어울리면서 이제는 무척 낯익은 것이 되었다.

북미의 요가 문화와 혼종은 어떤 관계일까? 순전히 피상적으로만 들여다보더라도 그 문화가 혼종의 최첨단을 달리고 있다는 점에는 의심의 여지가 없다. 우선 북미 요가계에서는 새로운 유형의 요가가 끊임없이 만들어진다. 예컨대 누드nude 요가와 개dog 요가에 이어 후프 요가(후프와 춤을 요가와 결합한 형태), 모바일 요가(인라인 스케이팅을 요가와 결합한 형태)가 등장했다. 요가 축제 또한 문화적 혼종의 형태이다. 예컨대 매년 8월에 열리는 '토론토 요가 축제YFT, Yoga Festival Toronto'는 요가, 음악, 춤 등이 결합된 복합적 문화 행사이다. 물론 이와 같은 형태의 혼종은 매우 사소한 것들에 지나지 않는다.

사실 요가의 혼종은 보이지 않는 영역들에서 전 방위적으로 확산되고 있다. 하인리히 짐머가 고대 인도의 문화에서 "최근의 것과 가장 오래된 것의 결합, 최고의 것과 최하의 것의 협동, 신화와 철학의 놀라운 동반 관계"[9]를 갈파했듯이, 현대 요가의 영역에서도 그 어떤 차별이나 편견 없이 여러 문화적 요소들이 다양한 결합을 시도하고 있는 것이다. 심지어 혼종된 것이 다시 혼종되는 이중의 혼종 또는 파생의 파생이 빈번하게 눈앞의 현실로 일어나는 셈이다.

나는 요가 문화의 혼종 가운데 특히 두 가지를 주목해야 한다고 본다. 그것은 요가의 이론과 수행법의 혼종, 자본주의 소비 문화와의 혼종이다. 전자는 요가가 이론적으로 또 실천적으로 확산되는 흔적이요, 후자는 요가가 현대를 지배하는 자본주의 문화와 상호 침윤되는 흔적이다.

우선 인도의 전통적인 요가학과 그 혼종을 거론할 수 있다. 하지만 인도의 전통적인 요가학이 서양의 여러 근대 학문들과 혼종되었다고 말하기에는 그 규모나 깊이가 미약한 편이다. 예를 들어 요가의 심리학이나 생리학은 아직 그 대안적 위상에만 머물러 있는 편이다. 오히려 요가 수행법의 혼종을 눈여겨보아야 할 것이다. 요가 수행법은 불교, 동아시아 전통 수행법, 무술, 서양의 스포츠, 서양의 육체 문화 등과 결합되면서 전통적인 요가를 매우 다른 양상으로 변화시켜놓았다.[10] 그러고 보면 요가 수행법의 혼종이 요가의 정체성을 변화시키는 데 결정적으로 작용했다고 말할 수 있다.

다른 한편, 요가와 자본주의 문화의 혼종은 오늘날 요가인들의 일상까지도 점유하고 있다. 아마도 다음과 같은 풍경들일 것이다.[11]

뉴욕 패션 주간에 요가복 패션쇼가 열린다. 요가 패션을 둘러싸고 여러 세계적 브랜드가 치열하게 경쟁한다. 누드 또는 섹시한 포즈를 통해 요가를 광고한다. '요플레 아사나Yoplait Asana'라는 이름의, 아사나와 전혀 무관한 떠먹는 요구르트가 등장한다. 헤지펀드 회사인 모건 스탠리 등의 회사에서도 요가를 가르친다. 유명인사가 요가와 관련되어 있는 기사는 항상 클릭 순위 최상위이다. 극단적으로 '플레이보이 요가Playboy Yoga'라는 것도 등장한다.

이러한 풍경들은 자본주의가 최적화되고 요가가 유입된 곳이라

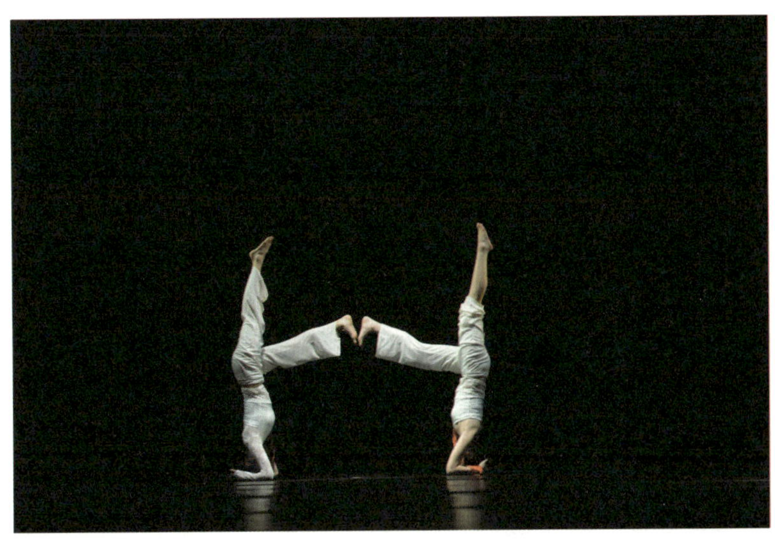

전통 요가는 오늘날 불교, 무술, 스포츠, 서양의 육체 문화 등과 결합되면서 매우 다른 양상이 되었다.

면 앞으로 어디서든지 거의 비슷비슷하게 볼 수 있을 것이다.

물론 현대 요가를 혼종 문화로 간주할 경우에 그 혼종이란 일차적으로 인도에 뿌리를 두는 전통적인 요가와 서구 문화 사이의 혼종이다. 그 거대한 틀 속에서 혼종된 요가 문화가 이차적으로 또 국지적으로 혼종된다. 혼종의 사정은 매우 복잡해서 큰 그림을 도저히 그릴 수가 없다. 그럼에도 혼종의 큰 틀은 '서구 문화가 받아들이는 요가 또는 요가 문화'이다. 다시 말해, 오늘날 대부분의 요가는 인도에서 기원하여 서구 문화에 의해 덧칠된 요가이다. 그렇게 혼종된 요가의 영향권에서 벗어나기란 서구 문명으로부터 벗어나는 것만큼 어려울지도 모른다.

5. 혼종의 위험성과 요가의 잡종성

앞서도 잠시 언급했지만, 오늘날 요가 문화는 요가의 전 역사를 동시대에 동시적으로 재현하고 있는 듯한 양상이다. 요가가 천千의 얼굴을 하고 있으니, 가히 '포스트모던post-modern' 요가의 정점이라고 할 만하다. 이는 결국 요가의 혼종화 덕택이다. 문제는 요가가 혼종화되는 거대 프레임frame이 서구 문화에 대한 종속을 암묵적으로 유도하고 있다는 데 있다.

돌이켜보건대, 요가는 서구 문화와 결합하면서 그 고유한 문화적 요소들을 상당히 잃고 말았다. 즉 요가는 서구인의 문화적 입맛에 맞는 방식으로 재구성된 채로 혼종되었다. 대표적인 실례로 고전 요가의 금계yama와 권계niyama를 들 수 있다. 특히 어떠한 경우에도 반드시 준수해야만 하는 요가의 금계 가운데 불상해ahiṃsā를 서구인들이 따르기란 쉽지 않다.[12] 채식주의를 실천하지 않으면 결코 불상해를 따른다고 말할 수 없기 때문이다. 또한 그들은 권계 가운데 청정śauca, 만족santoṣa과 같은 요소는 잘 받아들이지만, 고행tapas, 자기학습svādhyāya, 신에 대한 헌신īśvara-praṇidhāna과 같은 요소는 잘 받아들이지 않는다.[13]

결국 요가의 혼종 문화는 서구 중심적 문화요, 서구적 획일성으로 수렴되는 문화이다. 요가는 서구인의 이성(합리성)과 감성(정서)에 걸맞은 방식으로 '여과'되면서 혼종되었다. 요가나 요가 문화가 서구인이 선호하는 틀에 맞춰졌다는 것이다.

심지어 요가의 본령이라고 할 수 있는 정신성·영성spirituality에 대해서도 요가를 하는 대다수의 서구인들은 불편해 한다고 한다. 다음은 미국에서 꽤 영향력 있는 요가 블로그를 운영하는 캐럴 호턴Carol Horton의 발언이다.

> 요가가 인도에서 북미로 이식되었을 때, 요가는 정신적인 전통으로 이끄는 그 어떤 것과의 유기적 관련성을 잃어버렸다. 비록 요가가 오직 힌두교와만 결부되지는 않았을지라도, 인도에서는 요가가 종교적이고 정신적인 방대한 재원들과 자연스럽게 관련되어왔고 관련되고 있다. 북미에서는 요가와 정신성 사이에 그와 같은 문화적 연결고리가 존재하지 않는다.[14]

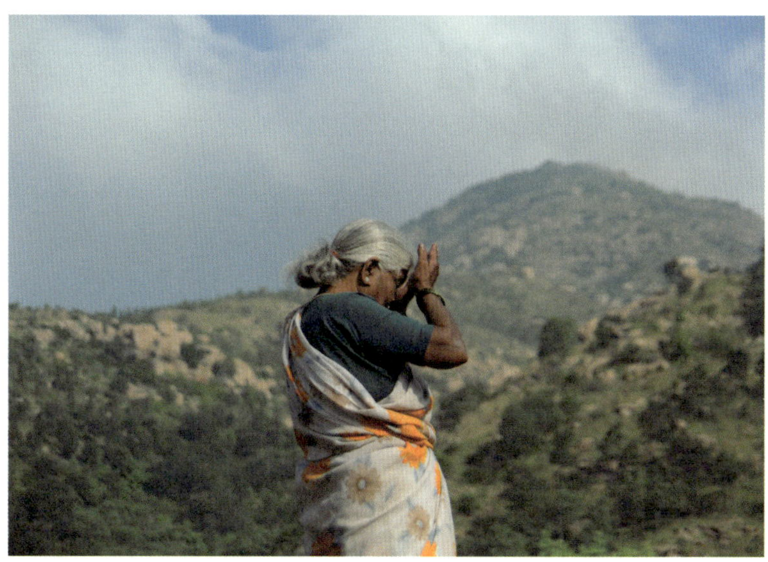

서구인들은 요가의 인도적 원천을 인정하지만 고전 요가의 '신에 대한 헌신'과 같은 요소는 잘 받아들이지 않으려 한다.

미국에서 요가에 대한 강력한 이미지는 '고약한 구루와 아름다운 여성fierce Guru, beautiful babe'[15]이라고 한다. 이 이미지도 그들이 정신성·영성을 제외시킨 채로 인식하고 싶어 하는 여과된 요가에 지나지 않는다.

더 나아가 요가는 자본주의에 의해 '수혈'된 혼종 문화이다. 요가가 대중화된 데에는 자본주의의 도움이 거의 절대적이었다. 하지만 그러한 와중에 요가는 그 자체의 자유로운 정신을 잃고 말았다. 정신성이나 영성마저도 천민 자본주의가 스스로를 썩 괜찮은 것으로 포장하는 데 이용당하고 있다. 이제 요가는 자본주의와 결별한 채로는 심각한 빈혈에 시달리고 말 것이다.

요컨대 요가의 혼종 문화는 서구적으로 여과되고 자본에 의해 수혈된 것이다. 이러한 모습이 요가 문화의 전부는 아니라고 강변할 수도 있다. 하지만 요가 철학에서 진정한 자아의 가짜 얼굴로부터 진짜 얼굴을 분별해야 한다고 말하듯이, 요가 문화의 다채로운 가면을 벗기면 저와 같은 지배 논리가 작동한다는 것에는 의심의 여지가 없다.

한 가지 신기한 점도 있다. 서구인들이 그래도 요가가 인도를 원천으로 한다는 점을 숨기지는 못했다는 것이다. 그들이 일반적으로 '문화적 혼종'이라는 결과물을 독점하면서도 그 원천을 인정하지 않는 이상, 매우 신기한 점이다. 다음은 문화적 혼종에 관한 피터 버크의 말이다.

서구인은 음악의 영역, 특히 대중음악의 영역에서 중앙아프리카의 피그미족과 같은 다른 문화로부터 음악을 차용한 뒤에, 결과물의 저작권은 자신이 갖고 본토 음악가들과 저작료를 공유하지 않는다. 다시 말해 그들은 제3세계 음악을 유럽이나 북미에서 '가공'되는 일종의 원자재처럼 취급해왔다. 이와 유사한 방식으로 지난 500여 년간 서구 학자들은 자주 세계 다른 지역들의 식물이나 치료법 등에 대한 토착적 지식들을 이용해왔지만, 그 원천에 대해 항상 인정하지는 않았다.[16]

요가의 경우에 서구인들이 인도적 원천을 인정할 수밖에 없는 이유는 제쳐두도록 하자. 생각해보아야 하는 문제는, 현재로서는 토착적 요가가 원천으로서 존중되지만 멀리 않은 미래에 새롭게 가공된 형태의 요가로 말미암아 거의 주목 받지 못할 수도 있다는 점이다. 대부분의 혼종 문화처럼 요가 문화 또한 서구의 프레임에 따라 서구적 획일성으로 수렴되는 길을 걸을지도 모른다.

그럼에도 혼종 자체를 부정할 수는 없다. 혼종의 원천과 혼종의 과정과 혼종의 결과를 적극 드러내는 것이야말로 획일성에 대항하는 '첫 번째' 발걸음이기 때문이다. 순종에 대한 반대말로서 혼종이 순수주의, 본질주의, 진정성, 동일성의 논리 등과 대립한다는 것은 익히 잘 알려져 있지 않은가. 남미의 학자 칸클리니는 "다양한 혼종화의 가능성과 이종성을 회복하는 것은, 세계가 동질화의 논리 하에 고착되지 않기 위한 첫 번째 정치적 움직이라는 점을"[17] 언급한다. 그 첫 번째 발걸음 이후를 말하기는 어렵겠지만 첫 번째 발걸음 자체를 부정한다면 할 수 있는 것이 아무것도 없다.

‘다양성’이나 ‘차이’ 등과 같은 말을 너무 많이 들어서 지겨울지도 모른다. 그러한 말들이 이제는 획일적으로 들린다고 해서 다양성과 차이를 부정할 필요는 없다. 그런 말들은 어떤 맥락에서 어떤 의도로 쓰는가에 따라 또 다른 울림으로 다가올 수 있을 것이다.

‘혼종 문화’라는 말도 마찬가지이지 않을까? 구태여 ‘혼종’이라는 말로부터 자리 이동을 하고 싶다면 ‘잡종’이라는 말도 좋을 것이다.

> 예를 들어 정주에 반대하는 유목이란, 다시 말해 정착과 영토화를 거스르는 노마드nomad의 개념이란, 현재 그 정치적 파괴력을 잃고 얼마나 ‘낭만화’되고 ‘안전화’되었는가. 말하자면, 그와 마찬가지의 일이 저 문화 혼종성이라는 개념을 둘러싸고 실로 똑같이 벌어지고 있지 않은가. ‘하이브리드hybrid’라는 개념은 ‘혼종성’이라는 지극히 점잖은 용어로 옮겨지는 동일성의 다른 가면이 아니라, 오히려 그 ‘본래’ 뜻에 걸맞게(그러나 또한 ‘하이브리드’에 있어 ‘본래’라는 기원과 시작은 도대체 무슨 의미인가), ‘잡종’이라는 보다 잡스러운 의미로, 종잡을 수 없는 파괴적인 날것의 의미로 되새겨져야 하지 않을까.[18]

종잡을 수 없는 파괴적인 날것의 의미를 살리기 위해서는 점잖은 의미의 ‘혼종’보다 잡스러운 의미의 ‘잡종’이 더 좋다고 한다. 이에 관해서는 똥개의 예를 들어볼 수 있다. 사실 똥개는 순종견보다 더 우월하다고 증명되기도 했는데,[19] 똥개를 ‘혼종’이라고 부르는 것은 여전히 순종견 중심적인 관점이고 '잡종'이라고 부르는 것이야말로 순종견의 허상과 가상을 무너뜨릴 수 있는 새롭고 역동적인 관점이다. 결국 혼종보다는 잡종이 그 생생한 의도에 걸맞게 획일성 또는 동일성의 신화에 균열을 더 잘 가할 수 있다.

나는 현대 요가를 '잡종 문화'라고 부르는 방식을 더 선호한다. '혼종 문화'라는 말에는 서구인들에 의해 여과를 거쳐 세련된 모습을 하고 있는 요가 문화, 자본주의에 의해 수혈을 거쳐 상층 문화 또는 고급 문화의 외양을 즐기고 있는 요가 문화가 알게 모르게 떠올려지기 때문이다. 반면에 잡종 문화라는 것은 그러한 이중적이고 위선적인 태도가 아니라 반성적이고 전복적인 태도이다. 잡종 문화는 동시대에 살아서 꿈틀대고 있는 요가의 현장을 제대로 포착하는 수사이다.

무엇보다도 나는 잡종 문화라는 것이 저러한 여과와 수혈로부터 어느 정도 방어벽을 칠 수 있다면, 전통적인 요가의 정체성을 역설적으로 더 잘 존속할 수 있다고도 믿는다. 인도의 역사에서도 다양성과 분리를 특징으로 하는 특정 문화나 종교가 거시적인 관점에서 전통적인 것을 더 잘 보존한 사례가 있다.[20] 무엇보다도 잡종성 자체를 긍정하는 것이 필요하고, 더더욱 스스로의 잡종성을 인정하는 자세가 필요하다.

6. 요가를 통해 대안적 삶을 보다

북미 요가계의 어느 블로그에서 '요가 2.0'을 선언한다. 웹web 정신의 부활을 목적으로 '웹 2.0'이 등장한 이래 무수한 분야에서 2.0 버전이 등장했고, 드디어 요가에도 2.0이 나타난 것이다. 다음은 블로그의 운영자인 매튜 렘스키Matthew Remski의 말이다.

> 요가 1.0은 역사이다. 그것은 책장의 책이고, 아마 그 책에 관해 말하는 강연일 것이다. 요가 2.0은 대화이다. 2.0은 대화의 전송 속에서 '권한'과 '상호작용'과 '관계'를 향한 어떤 움직임을 만들어낸다.[21]

토론토에서 활발하게 요가 활동을 실행하고 지원하는 요가 2.0의 운영자들은 분명 박제화된 전통 요가를 거부한다. 그 대신에 웹 2.0의 정신처럼 참여, 개방, 공유를 지향하는 듯하다. 요가 2.0은 틀림없이 기존의 요가에 대해 어떤 대안처럼 제시되고 있다.

그런데 나는 요가 2.0이라는 시도를 시대의 어떤 대안적인 흐름이라고 보지는 않는다. 요가 2.0에서는 요가의 1.0 버전을 6가지로 나누는데, 그것들은 샤머니즘 요가, 베다 요가, 고행주의적 요가, 학문적 요가, 탄트라 요가, 현대 요가이다.[22] 요가 2.0은 이 모든 전前 시대 요가들과의 '계승적 단절'을 선언한다. 하지만 나는 요가 2.0의 정신이 현대 요가에서 가능한 하나의 흐름에 지나지 않는다고 본다. 현대 요가가 추구하는 실험 정신이나 도전 의식이 요가 2.0에도 잘 구현되어 있기 때문이다.

　　기본적으로 현대 요가 자체는 기존 요가들의 '비판적 계승'으로서 요가 역사에서 거대한 대안의 시대를 열어젖히고 있다. 그렇다면 동시대의 요가 문화는 어떠할까? 요가 문화 역시 후기산업사회의 대안 문화로서 다양한 가능성을 보여주고 있다. 뉴에이지 등으로부터 영향을 받은 현대 요가는 그 태생부터 대안성을 강하게 띠고 있었으며 그 문화 역시 대안성을 통해 동시대에 큰 힘을 발휘하고 있는 것이다.

　　사실 서구가 인도 문명에 관심을 가진 시점부터 요가의 대안성은 예견된 것이나 마찬가지였다. 그리고 할브파스W. Halbfass의 말처럼 "20세기 서구는 인도철학에 대한 재평가와 더불어 서구에서 계발되지 않았거나 결여되어 있는 인간의 어떤 가능성이나 지평을 인도로부터 발견"[23]하고자 했고, 요가는 그러한 시도가 낳은 대표적이고 선도적인 결과물이었다. 그 가능성이나 지평이란, 마틸랄B. K. Matilal의 표현에 따르자면, '내부로 관심을 돌리는 것'이거나 '내면의 실재를 찾는 것'이었다.[24] 요가는 실제로 눈에 띄게 그러한 대안성을 갖추고 있었다. 그리하여 요가는 서구 현대문명의 암흑으로부터 탈출하고자 희망하던 젊은이들이 '먼저 발견해낸' 비상구이자 해방구였다.

　　다음은 요가가 서구에서 성공적으로 안착한 이유에 대한 두 가지 분석이다. 앞의 것은 마틸랄의 분석이고, 뒤의 것은 베르너K. Werner의 분석이다.[25] 요가가 서구 주류 문화의 대안 문화로서 수용되었음을 짐작하게끔 한다.

　　① 서구의 물질주의에 대비한 정신적 체계이다. ② 서구 물질문

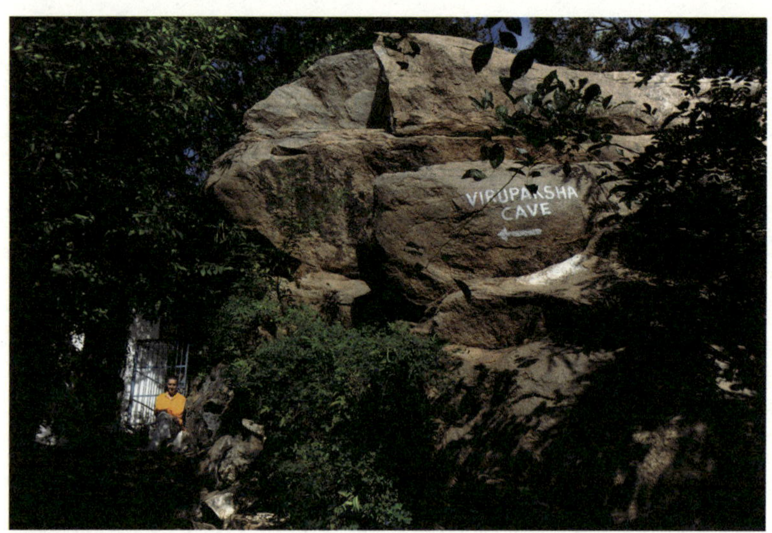

서구인들은 인도의 요가에서 인간 내부로 관심을 돌리거나 내면의 실재를 찾는 새로운 가능성 혹은 지평을 발견했나.

명의 압력 속에서 영적인 것의 자리를 보여준다. ③ 건강한 삶을 위한 지름길이다. ④ 동양의 신비주의이다. ⑤ 성적인 것과 관련된 최음제이다. ⑥ 마음의 긴장을 완화해준다.

① 요가가 서구의 과학적 방법과 친근성을 가진다. ② 요가가 유럽의 철학적 사유의 몇몇 조류에 근접한다. ③ 요가가 기독교 전통의 사라진 부분을 되살리는 데 역할을 한다.

마틸랄은 주로 서구의 물질성에 대비시켜 요가의 정신성을 지적하는데, 이는 단적으로 요가의 대안적 성격을 시사해준다. 베르너 역시, 요가가 서양의 철학, 과학 등과 유사하다는 점을 지적하지만,

요가가 기독교 전통의 회복에 기여한다는 말은 그 대안적 성격을 어느 정도 암시한다. 그야말로 요가는 서구라는 거대한 사자가 밀림에서 목말라 헤매다가 우연히 발견한 오아시스와 같은 것이었다.

그렇다면 '대안 문화alternative-culture'란 어떤 것일까? 그것은 주류 문화나 대중 문화의 바깥이나 가장자리에 위치하는 문화의 형태로서 독자적 특질을 가지는 '하위 문화sub-culture'이거나 정치적 의미에서 '대항 문화counter-culture'이다.[26] 따라서 요가가 대안 문화라는 것은, 요가가 주류 문화나 대중 문화와 비교적 거리가 멀고 또 하위 문화로나 대항 문화로 규정되었고 또한 규정될 수 있어야 한다는 의미이다.

이 지점에서 나의 입장은 간명하다. 요가 문화라는 것이 부분적으로 주류 문화나 대중 문화에 편입되어 있다는 점을 부정하지는 않는다. 하지만 요가가 서구에 유입된 시점부터 부여되었던 대안 문화로서 그 정체성이 아직까지도 거의 불변하다고 생각한다. 아직까지 요가 문화는 동양, 인도, 신비주의, 영성, 정신 수행, 대체(대안) 의학 등의 꼬리표를 단단하게 붙이고 있는 것이다.

2012년 초 뉴욕타임스에 '요가는 몸에 해로울 수도 있다?How Yoga Can Wreck Your Body?'라는 글이 실린 적이 있었다. 그 글은 '아이엔가르Iyengar'라는 브랜드의 요가가 가진 위험성을 경고했다. 이에 무수한 요가 매체들은 그 글이 아이엔가르 요가에 대한 잘못된 정보에 바탕을 두고 있다며 맹렬히 비판했다.[27]

한참의 시간이 지난 뒤에도 가끔 튀어나오는 이 사건은 무엇을 의미할까? 혹 요가를 미신 정도로 치부하는 주류 문화에서 요가에 가하는 심심풀이 식의 공격은 아닐까? 혹 의미를 가장한 무의미한 기사에 대해 요가의 미약한 지반을 의식하고 있는 이들의 헛된 방어는 아닐까? 어떤 공격에 대해 주류 측은 고통을 느끼지 않지만 대안 측은 적나라한 고통을 느끼게 마련이다. 더더욱, 대안 측은 방어하는 와중에도 쓰라린 고통을 느낄 것이다.

7. 대안 문화의 딜레마, 한계, 전망

동시대의 대안 문화로서 요가는 다른 대안 문화와 유사한 방식으로 축복과 저주를 동시에 경험한다. 요가가 대중화되어 널리 알려지면 알려질수록 상업화의 위험에 노출될 수밖에 없다. 즉 주류에 가까워질수록 독자성을 상실해버린다. 그렇게 되면 요가가 요가일 수 있는 가장 중요한 요소와 멀어지고 만다. 이것이 바로 대안 문화로서의 요가가 가진 딜레마이다.

요가 문화가 처한 딜레마 가운데 가장 견고한 것은 과학과 체험 사이에서 발생하는 딜레마이다. 이는 서양의 '과학적 세계관'과 인도의 '체험적 세계관' 사이에서 발생하는 대립이다.[28] 딜레마는 다음과 같은 형태이다.

요가가 과학이 되면, 요가는 체험의 다양성과 초월성을 배제해버리므로 더 이상 요가가 아니게 된다. 요가가 과학이 되지 못하면, 요가는 지속적으로 대안의 한계를 벗어나지 못한다. 요가는 과학이 되거나 되지 못한다. 따라서 요가는 요가가 아니게 되거나 대안의 한계를 벗어나지 못하며, 둘 모두 현재의 요가에 바람직한 결과가 아니다.

요가는 과학의 대안이지만 끊임없이 과학이 되려고 욕망한다. 동시에 요가는 과학이 미치지 못하는 영역을 통해 요가의 정체성을 존속하려고 욕망한다. 이 이중적 욕망 사이에서 요가의 딜레마는 깊어진다.

그렇다면 요가는, 과연 과학이 되려고 해야만 하는 것일까? 베르너가 지적했듯이 요가가 서구의 과학적 방법과 친근성을 가지기 때문에, 언젠가 기어이 과학의 지위를 확보하게 되는 것일까?

다음은 미국의 신문들에서 흔히 발견할 수 있는 기사 제목들이다. 요가의 효과에 대한 과학적 증명의 사례들을 보여준다.[29]

- 과학적 증언, "요가는 뇌의 우울증과 불안증을 억제하는 데 정말 도움을 준다!"
- 요가와 뇌: 신경과학의 새로운 연구 결과는 명상이 뇌를 긍정적으로 바꾼다고 함
- 명상은 진통제보다 더 좋을 수 있다는 연구 결과 나옴
- 안심! 요가가 섬유근육통 증후군을 크게 호전시켰다는 과학적 성과 나옴
- 보다 좋은 뉴스! 요가, 뇌졸중 환자가 밸런스 찾는 데도 효과적

요가가 이처럼 특정한 심신의 질병들에 치료적 효능을 가져온다는 사실을 부정할 수는 없다. 하지만 이러한 기사들조차도 주류

의학에 대한 사람들의 생각을 바꾸지는 못한다. 왜냐하면 대체 의학으로서 요가의 그 어떤 과학적 성과이든지 요가가 주류 의학에 '플러스 알파'와 같은 보조적 역할을 할 뿐이라는 인식을 넘어서기는 힘들기 때문이다.

나는 요가가 먼 미래에 과학과 어떤 관계를 형성하든, 현재로서는 체험과 과학 사이에서 매우 큰 정체성 위기를 겪고 있다는 점을 강조하려는 것이다. 적어도 요가의 체험은 과학의 필수요소인 '검증 가능성'과 '반증 가능성'을 충족시킬 수 없고 충족시킬 필요도 없다. 그럼에도 저 과학적 증명에 관한 기사 제목처럼 요가는 겨우 검증 가능성에 매달리면서 과학의 지위를 향한 첫 발자국을 내디디려고 한다. 반증 가능성이란 거의 불가능에 가깝다. 이러한 까닭에 요가는 과학의 지위를 얻을 수 없으며, 기껏 관대하게도 유사과학의 지위를 부여받을 수는 있을지 모른다. 과학은 맨 처음 요가의 첫인상에 놀라는 듯하지만 이내 까다롭게 하나하나를 따지고 만다.

사실 20세기에 벌어진 요가의 과학화는 그 짧은 역사에도 매우 복잡한 욕망들이 얽혀 있다. 하인리히 짐머와 같은 인도학자는 서양의 과학적 방법과 동양(인도)의 비과학적 방법을 대비시킨다.[30] 이는 서구 문명이 인도로부터 비과학적인 대안을 찾으려고 하는 낭만적 오리엔탈리즘의 시점에서 이해될 수 있다. 그와 달리 인도의 정신주의를 강조하는 인도 측에서는 도리어 서구의 과학을 통해 자기들의 고대 사상을 정당화하려고 시도한다.[31] 예를 들어 베다 문헌 등에 나타난 형이상학이 현대 물리학과 맥이 닿아 있다고 평가하는 경우이다. 이는 민족주의나 탈식민주의의 시점에서 이해될 수 있다.

현대 요가는 이와 같이 서구와 인도가 서로를 필요로 하는 어떤 지점에서 만개한 대안 문화이다.

결국 현대 요가가 지금의 위상을 가질 수 있었던 것은 과학적 정당화의 결과이다. 요가 수행의 가치가 정당화된 것은 대부분 인도의 전통적 통찰에 의해서가 아니라 서구의 과학적 방법에 의해서이다.[32] 그래서 마침내 요가는 유사과학의 위상만큼은 얻은 셈이다. 이 동화의 마지막 이야기가 '해피엔딩'일지는 그 누구도 알 수 없다.

비과학도 아니고 과학도 아닌 중간지대의 유사과학. 어쩌면 유사과학으로서의 요가가 요가의 풍성한 미래를 암시해줄지도 모른다. 마치 최근의 요가가 축복과 저주 사이에서 팽팽한 긴장을 얻고 있듯이, 비과학과 과학 사이에서 요가는 새로운 무언가를 만들어낼지도 모를 일이다. 그 '사이'야말로 바로 대안성을 지시한다. 그것도 언젠가 '현실적으로 대체 가능한' 대안이 되기를 꿈꾸고 있다.

위대한 인도학자인 할브파스는 철저한 현실주의자이다. 인도에 대한 그의 시선은 냉혹하기 때문에 인도에 대한 사랑이 넘쳐 보인다. 그는 이렇게 말한다.

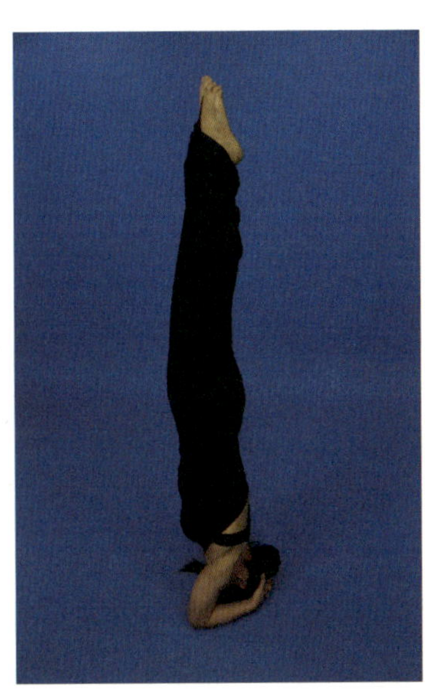

최근의 요가가 축복과 저주 사이에서 팽팽한 긴장을 얻고 있듯이, 비과학과 과학 사이에서 요가는 새로운 무언가를 만들어낼지도 모를 일이다.

과거 동양적 전통의 가르침이나 방법들은, 그것들 자체의 전통적 맥락 속에서 그것들이 과거에 했던 바대로, 현대 서구화된 세계에서 말하거나 기능할 수 없다. …… 동양적 사유 방식이나 명상 방법을 수입하고 적용한다고 해도 과학과 기술, 합리성, 숙달과 계산의 메커니즘을 되돌릴 수는 없다.[33]

그가 말하는 바는 분명하다. '지금 여기'에서 '예전 그곳(고대 인도)'의 무언가를 다시 불러낼 필요가 없다는 것이다. 다수의 지성들이 현대의 문제점을 극복하기 위해 현대 이전의 오래된 것을 불러오려고 하지만, 도무지 후자가 미래에 대해 어떤 전망을 줄 것이라고는 대중들이 크게 호응하지 않는 바와 같다.

그렇다면 인도의 전통적인 것은 오늘날 어떤 의미로만 남아 있을까? 할브파스는 다음과 같은 결론을 보여준다.

인도인이나 유럽인들에게 '지구의 유럽화'는 피할 수 없고 저항할 수 없는 것으로 지속된다. 바로 이 이유로부터, 융합될 수 없고 현실화될 수 없지만 강력하게 의미 있는 간극과 타자성 속에서 고대 인도의 사유가 쓸모없지는 않다.[34]

역시 서구인다운 결론이다. 중심에 서서 낯선 변경을 너그럽게 끌어안으려고 한다. 만약 인도의 지성이라면 결코 이렇게 결론 내리지는 않을 것이다. 변경에서 낯선 중심을 뚫고 '투쟁적으로' 잃어버린 영광을 복구하자고 외칠 것이다.

나는 서구나 인도(동양)나 태도의 측면에서는 비슷한 목소리를 내고 있다고 생각한다. 하인리히 짐머는 "이상하지만 불변하는 사실은 멀리 떨어진 지역, 낯선 나라, 이상한 곳으로의 성실한 여행을 마친 뒤라야 비로소 우리 탐색의 길을 이끌어주는 내면의 소리의 의미가 우리에게 알려진다는 것이다."[35]라고 쓴 적이 있다. 아직 서로에게 서로가 낯설고, 중심에서는 잃지 않으려는 욕망이, 변방에서는 되찾으려는 욕망이 이글거린다. 그 이글거리는 눈빛 속에서 나는 새로운 문화적 창발을 볼 수도 있지 않을까 상상한다. 그래서 현재 비과학도 아니고 과학도 아닌 요가의 문화적 위치야말로 저주보다는 좀 더 축복에 가깝다고 믿는다.

8. 요가와 연대 문화의 가능성

현대 요가의 바람직한 미래에 대해 누군가가 묻는다면, 나는 서슴없이 '밀실에서 광장으로!'라는 구호를 꺼내놓을 것이다. 조금은 우스운 발상이라고 할지도 모르지만, 나는 산스크리트어로 '요가yoga'라는 말이 '묶는다'라는 어원을 가지고 그 파생적인 여러 의미들을 가진다면, 오늘날에는 필연적으로 '연대(하나로 서로 뭉치거나 연결함)'로 나아갈 수밖에 없다고 생각한다.

요가를 하지 않는 사람들에게 요가인은 어떤 모습으로 비칠까? 이 물음은 요가인이라면 한번쯤 꼭 자기 자신에게 던져보아야 하는 것이다. 아마도 요가를 하지 않는 사람들은 요가인이란 우선 자기 자신에만 몰두하는 사람이라고 간주할 것이다. 그리고 이국 취향적인 요소를 뺀다면, 깨달음, 고행, 자기 관리, 건강 관리 등을 목적으로 하는 사람이라고 간주할 것이다.

그런데 그들 가운데 누군가는 이렇게 물어올지도 모른다. "요가인은 자아 실현 이외에 사회적 문제에 대해서는 관심을 두지 않아야 하나요?" 참으로 폐부를 찌르는 질문이 아닐 수 없다.

재빠르게 한 가지 사례를 제시할 수 있다. 인도 정부의 부정부패에 대해 인도의 한 요가 지도자와 그 추종자들이 저항한 사례이다. 그는 람데브Ramdev라는 국제적으로 저명한 요가 지도자로서 2012년에 인도의 국가 엘리트들이 약 25조의 검은 돈을 해외 은행에 비자금으로 은닉하고 있다는 것에 대해 시위를 벌였다.[36] 이론이나 실천이 대개 사적인 영역에서 자아 실현만을 목적으로 하는 인도에서 요가인들이 그렇게 시위를 벌인 것은 매우 놀라운 일이다. 하지만 '요가의 정치화the politicization of Yoga'란 최근 북미에서 매우 익숙한 사태에 지나지 않는다.

북미 요가계의 일부에서는 근래 요가가 정치의 장으로 나아가는 실제적 사건 때문에 떠들썩했고 요가와 정치의 관계에 대한 이론적 논쟁도 활발했다. 가장 대표적인 사건은 2011년 '월가를 점령하다Occupy Wall Street'에 요가인들이 참여한 것이다. 이 시위에 참여한 그들은 요가 매트를 공중에 들어 올렸다고 하는데, 이 때문에 요가 매트가 저항의 상징이 되었다고 한다. 이 시위는 요가 역사에서 매우 상징적인 사건이 될 수도 있다. 이 사건 덕택에 요가계에서는 정치적 담론이 부족하다는 점에 대해 반성과 비판의 목소리가 상당히 많았다고 한다.

이뿐만이 아니다. 북미 요가계는 구호와 봉사 활동에도 매우 적극적이다. 샌프란시스코를 중심으로 활동하는 요가 단체인 '매트를 벗어나자OTM, Off The Mat, Into The World'는 2007년에 설립된 이래 캄보디아, 우간다, 남아프리카공화국, 아이티 등에 구호 활동 기금으로 2백만 달러를 지원했다고 한다. 또한 '케냐에서의 아프리카 요가 프로젝트Kenya's Africa Yoga Project'는 케냐에서 일주일에 250개의 무료 요가 강좌를 꾸리고 있으며 다수의 에이즈 여성 환자가 포함된 52명의 요가 지도자를 배출했다고 한다. 그들은 이 프로그램을 아프리카의 다른 국가로도 확대한다고 한다.[37] 바야흐로 요가가 정치의 영역에서 전위에 설 수 있는 시대를 살고 있는 셈이다.

다음은 요가와 정치에 대한 몇 가지 발언들인데, 요가에 대한 기존의 이해와는 사뭇 다른 이해를 보여주고 있다.[38]

- 의식을 고양하고 지속적인 행동주의를 고양하라. 사회적 변혁에 민중의 불을 당겨라.
- 현대적인 수행은 글자 그대로의 초월에 대한 것이 아니다. 그것은 평온, 무판단, 마음 평화 등의 특성들을 기르면서 이 세상에 있을 수 있는 재가자를 위한 요가에 가깝다.
- 만약 요가가 결합과 합일에 대한 것이라면, 우리는 그것을 정치적인 것으로부터 필연적으로 분리할 수 없다.
- 우리의 대답은, 정치를 요가로 가져오는 것이 아니라 요가를 정치로 가져

가는 것이다.

이와 같은 목소리는 20세기 초반 인도의 독립 운동가들이 차용
한 '행위의 요가Karma Yoga'와 흡사하다. 틸락B. G. Tilak의 적극적 행동
주의나 마하트마 간디Mahatma Gandhi의 비폭력 저항운동이 그 실례
가 아니겠는가. 아니, 행위의 요가로 제한할 필요가 없다. 이제는 모
든 요가가 매트로부터 벗어남으로써 사적인 영역에서 공적인 영역
으로 영토를 넓히는 것이 자연스럽게 다가온다.

나는 이러한 현상을 '자기 수양 문화에서 연대 문화로!'라는 말
로 표현하고자 한다. 요가가 대안 문화라는 정체성과 어울린다면,
정치적으로 대항 문화가 되면서 요가 공동체의 안팎으로 연대를 펼
치는 것은 매우 그럴 듯한 그림이다. 물론 '연대 문화'라는 말이 널

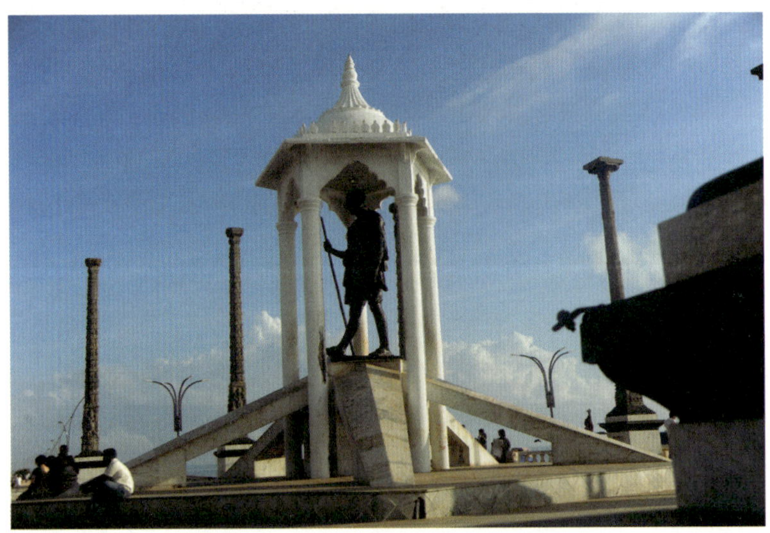

퐁디셰리의 마하트마 간디 상.

리 사용되지는 않는다. 하지만 전략적으로 요가의 개인주의적이고 탈속주의적인 경향을 극복하면서 사회적 현실에 적극 참여하는 것을 유도하는 의미로 사용할 수 있을 것이다.

다음은 캐럴 호턴이 자신의 블로그에 올린 글이다. 21세기의 요가가 어떤 지점에 놓여야 하는지를 울림 있고 호소력 있는 목소리로 들려준다.

요가는 이렇게 우리를 도울 수 있다. 그것은 마음과 몸과 정신의 통합을 위한 강력한 수단이다. 하지만 우리는 우리 자신과 타인을 가장 잘 돕는 방식으로, 바로 지금 이 장소와 이 시간에, 요가가 어떻게 가장 잘 기능하는지 생각할 필요가 있다. 이는 우리가 그렇게 원하듯이 중세 인도의 어떤 전통에 합류하는 환상이나 우리를 미소짓게 하는 '우주'를 가지는 환상들을 향해 항해를 떠나는 것이 아니다. 이는 우리가 항상 '지금 여기'에 단단히 머무를 필요가 있다는 것이다.[39]

9. 요가 문화, 사회적 정의를 향해

북미 요가계를 두고 볼 때 동시대 문화로서 요가 문화가 처하고 있고 또 향하고 있는 두 극점은 정치화와 상업화이다. 만약 요가의 상업화를 경계한다면, 요가가 제시하는 개인 수행과 자기 관리를 통해 상업화를 멀리할 수도 있겠지만 그것은 임시변통에 그칠 가능성이 높다. 게다가 상업화와 완전히 결별하는 것은 현실적으로 매우 어려운 일이기도 하다. 오히려 상업화의 다른 극점인 요가의 정치화를 통해 상업화와 적극적으로 대결하는 것이 더 바람직할지도 모른다.

『21세기 요가: 문화와 정치 그리고 실천』이라는 책은 상업화와 정치화를 모두 다룬다. 그 가운데 "현대 요가는, 모든 요가 스튜디오가 무료 급식소의 역할을 배로 늘리고 또 요가와 행동주의의 경계로부터 새로운 전망을 배로 늘릴 때까지, 진정한 문화를 이루지 못할 것이다.", "전쟁을 위한 요가: 신성에 대한 정치학", "우리의 참된 본성은 우리의 상상이다: 요가와 세상 끝에서의 비폭력"이라는 세 에세이는 요가의 정치화와 관련되는 것들이다. "전쟁을 위한 요가"를 쓴 비 스코필드Be Scofield는 요가의 정치화에 관한 논의를 간단명료하게 보여주면서 많은 시사점들을 던져준다.[40] 다음은 그 중의 하나이다.

> 우주가 모든 사람을 그 정치적, 사회적, 문화적 전망들과 상관없이 동등하게 다룰 것이라는 점을 인정하기란 어렵지 않다. 따라서 정신적 변화는 도덕적으로 또 정치적으로 중립이다. 우리가 얼마나 선하고 또 악한지와 무관하게 우리에게 부여되는 정신적 자유의 이득은 완전히 같다. 주의 집중, 깨달음, 그리고 정신적 자유에 대한 우리의 관념은 전적으로 우리가 가진 해석의 문화적 프레임에 의존한다.[41]

그의 어투는 조금 복잡하지만 전하고자 하는 바는 선명하다. 우선 정신적 변화라는 것이 중립적이라는 점을 말한다. 하지만 그것은 정치적, 사회적, 문화적 맥락 없이는 제대로 이해되지 않는다. 즉 각자는 자신이 처한 환경 속에서 정신적 변화를 이해할 수 있을 뿐이다. 결국 그는 개인의 정신적 변화가 이 사회와 문화를 바꿀 수 없다는 점을 지적하고자 한다.

요컨대 비 스코필드와 같은 북미의 요가 행동가들이 강조하는 것은 '전유된 또는 독점적인 정신성privatized spirituality'이 가진 한계이다. 바깥 세상으로부터 눈을 닫고 자신의 정신성에만 몰입하는 이상, 이 세계의 변화는 결코 만들어지지 않는다는 것이다. 요가를 통해 내면 풍경을 바라다보는 것은 변화의 첫 번째 단계에 불과하며 종국에는 사회 구조의 변화로 나아가야만 한다는 것이다. 저들은 사회 구조를 바꾸지 않는다면 끊임없이 그 불만스러운 사회가 정신성에 반사될 수밖에 없다는 점을 역설한다.[42] 사회적 정의를 위해 나아가지 않는 요가는 반쪽의 요가에 그친다는 말인 셈이다.

그렇다면 요가가 사회적 정의를 향해 움직여야 한다는 목소리를 과연 요가의 고전으로부터 찾을 수 있을까? 물론 고전에 그 어떤 실마리도 없다고 해서 심각하게 문제가 되지는 않는다. 과연 정의나 자선과 봉사와 같은 그러한 원리를 찾을 수 있을까?

나는 고전 요가이든지 하타 요가이든지 금계와 권계만이 그나마 자기 수양을 넘어 연대로까지 확장될 수 있는 여지를 가진다고 생각한다. 특히 진실satya, 자비dayā, 보시dāna와 같은 요소들은 요가의 연대 문화를 위해서 참고해볼 필요가 있다. 예를 들어 자비는 "모든 존재에 대해 몸이나 생각이나 말로써 자신에 대해서처럼 허용하는 것"[43]으로 정의되기도 한다. 이는 타자들을 자신과 동등하게 대우하라는 것으로서 가히 '우정과 환대의 정치학'에 가깝다고 할 수 있다.

이런 점에서 8단계 요가의 1단계인 금계와 2단계인 권계를 오늘날의 관점에서 다르게 해석할 수도 있다. 금계와 권계를 '출발점'일 뿐만 아니라 '종착점'으로도 간주하는 것이다. 즉 금계와 권계는 사회적 연대의 가능성을 주는 것이므로 3단계부터 8단계까지의 개인 수양과 함께 단계적으로가 아니라 동시적으로 실행해야 한다는 것이다. 자기 수양의 목적인 깨달음과 연대의 목적인 사회적 정의를 동시에 추구해야 한다는 것이다. 북미의 요가 행동기들은 이미 이와 같은 방식으로 요가를 이해하고 있다.

그런데 요가의 고전에서 이와 같이 작은 실마리를 겨우 찾아내는 것보다는 요가 전통에 깊이 스며들어 있는 인도적 정신을 더 크게 고려할 필요도 있지 않을까? 예를 들면 '다르마dharma의 사상'과 같은 것이다. 존 콜러는 이를, 개인은 개별자로만 존재하는 게 아니라 전체성 속에서 전일론적으로 연관되어 있다는 식으로 풀이한다. "클라우드 아틀라스"와 같은 영화가 지속적으로 전하는 메시지도 바로 이것이다. 그는 또 다르마의 사상을 토대로 한다면 인류를 한 가족으로 보고 지구를 살아 있는 생태계로 보는 것이 가능하다고 말한다. 그래서 그는 다르마의 사상이 '권리와 특권'의 철학이 아니라 '의무와 책무'의 철학이라고 강조한다.[44] 교과서적인 말이겠지만 요가를 통해 자기 수양을 행하는 것과 동시에 한 사회의 구성원으로서 의무와 책무에 관심을 기울인다면 요가의 현대적 변용이 그 정점에 다다를지도 모른다.

다시 한 번 말하건대, 연대 문화를 설정하기 위해 인도 고전이나 인도 문화로부터 그 어떤 실마리를 찾지 않아도 무방하다. 그보다는 오히려 요가 문화가 동시대 문화로서 어떤 역할을 해야 하는지에 관한 대답 자체가 연대 문화를 정당화한다. 요가가 오롯이 세속적인 인류의 요가가 된 이상, 외부로부터 내부로 향한 각성의 눈은 또 다시 외부를 향해 각성하기를 시작해야 한다.[45]

약자와 소수자의 구호와 권익, 환경 보존과 건강한 생태계, 부정부패의 척결, 자본 권력의 폭력 고발, 사회적 불의에 대한 저항 등 각성의 공간들은 널리 열려 있다. 각각의 공동체와 전체 인류의 정의를 위해 요가 공동체가 안팎으로 함께 노력하는 것이야말로 그 자체로 요가 정신의 진정한 존재 의의이자 존재 방식이다. 그러한 문화가 바로 요가의 현대적 구현이요 현대적 확산이다.

10. 우리 요가 문화의 슬픈 자화상

이제 나는 북미의 요가 문화가 아니라 한국의 요가 문화에 대해 간단히 언급하는 것으로 데생과 몽타주를 마쳐야겠다. 특히 앞서 논의한 혼종 문화, 대안 문화, 연대 문화와 관련시켜서 한국의 요가 문화를 이야기하고자 한다.

먼저 한국에서 요가의 정체성과 관련된 문제이다. 요가의 정체성과 관련하여 작동하고 있는 주요 담론과 그 실행은 요가 문화에 대한 전체적인 인상을 결정짓는다. 결국 '요가'라는 하나의 깃발 아래에 모여든 이상 그 '요가'를 어떻게 규정지을 것인가의 문제는 매우 중요하기 때문이다. 그리고 이 경우에 정체성과 관련하여 다양한 목소리가 서로 인정을 받으려고 투쟁을 벌이는 이론적이고 실천적인 문화 현장은 매우 적극적으로 긍정되어야 한다.

하지만 한국의 요가 문화는 배타주의에 지배된다. 배타주의라고 하더라도 서로의 정체는 분명하게 확정되어야만 할텐데, 실상 서로가 각각의 가면 아래 숨어 있다. 마치 베일을 쓰고 정체성 싸움을 하는 꼴이다. 따라서 서로가 서로를 잘 알 수 없으니 각각의 영역에서 경직된 자기 우월감과 고집스런 독단만 강화할 뿐이다. 생태계로 비유하자면, 수목류와 초본류와 균류와 곤충류 등이 고립적이고 폐쇄적으로 살아가기 때문에 건강하지 못한 상태이다. 이 배타성은 요가의 계보나 파벌에 따라 만들어지고, 학계와 조직과 현장에서 벌어지고, 깨달음 담론과 미용 담론 사이에서 생겨난다.

나는 이러한 문제의 근본 원인은 공적인 장이 존재하지 않는 데 있다고 생각한다. 정체성 싸움을 벌일 수 있는 공공의 장이 마련되어 있지 않으니 만남의 가능성조차 없는 셈이다. 배타성을 극복하려는 의지와 용기마저도 그 이후의 문제가 아닐까 싶다.

그 다음으로 심각한 것은 요가 문화의 종속성이다. 잘 알다시피 현재 요가 문화의 주요 수입처는 인도이고 미국이다. 인도풍의 요가원과 미국식의 요가 산업을 생각하면 쉽게 수긍이 가지 않는

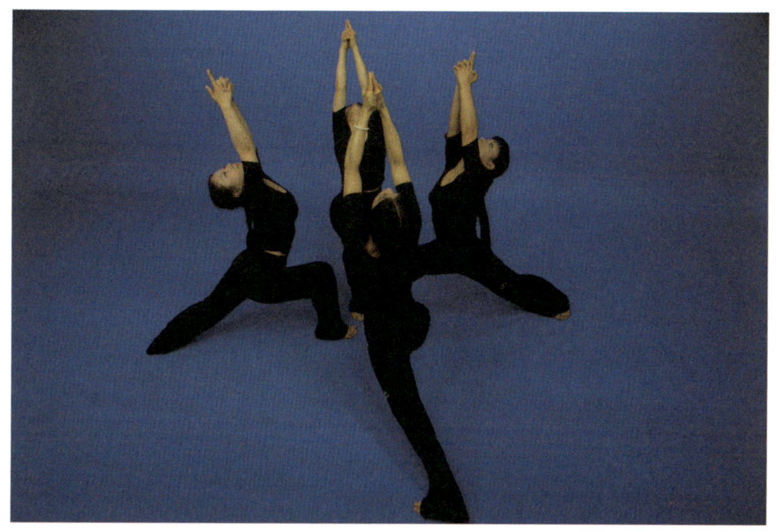

한국의 요가 문화는 각각의 가면 아래 숨어 있는 배타주의에 지배된다.

가. 한국의 대부분 학문이 그러하듯이 요가계도 수입을 통한 옮겨 심기에 무척 발 빠르다. 수입처에서 무언가 새로운 유형의 요가가 등장하거나 새로운 요가 기법이 등장하기라도 하면, 마치 '새것 콤플렉스'라도 있는 듯이 사람들은 그것을 누구보다 빨리 선점하거나 독점해서 전유하고자 한다. 그렇게 요가와 요가 문화는 이식된 것이기 때문에 본토보다 더 강하게 전통이니 정통이니 진정성이니 새로움이니 하는 것들을 따지기에 바쁘다.

물론 그와 같은 수입 자체가 잘못된 것은 아니다. 수입 이후에 제대로 정착시키고 변용시킨다면 반가운 일이다. 그런데 새것에 대한 경쟁적 수입은 요가에 관한 도발적인 실험 정신을 죽이고 창조적 해석을 향한 모험을 좌절시킬 뿐이다. 한마디로 자생적인 요가 문화를 꽃 피울 수 있는 가능성이 차단되고 훼손된다. 저 짧은 한국

요가의 역사 안에서도 남의 것에 종속적인 여타 문화의 부끄러운 전통을 고스란히 흉내 내고 있는 것이다.

　마지막으로 한국의 요가 문화는 상품화의 정점을 향해 치닫고 있다. 고삐 풀린 망아지마냥 그 어떤 견제 장치도 없이 '자본화된 요가 왕국'이 착착 건설되고 있다. 이러한 과정이 마치 스펀지가 물을 빨아들이듯이 거의 의식하지 못하는 사이에 진행되는 것은 더욱 무서운 일이다. 북미에는 요가의 상품화에 대비하여 정치화가 급진전됨으로써 견제 장치가 있는 셈이다. 이와 달리 한국에는 정치화가 아직 걸음마 단계이기 때문에 요가 문화에 대한 최첨단 자본의 침범은 무척이나 위험한 지경이다.

　요가 문화의 상품화가 무서운 이유는 다른 데 있다. 요가의 자본화나 상업화가 요가의 정신성이나 영성을 알리바이로 내세우면서 이루어지기 때문에 매우 교묘한 형태라는 데 있다. 부지불식간에 돈과 요가가 철저하게 손 잡는 길을 걸으면서도 결코 그러하지 않은 척하게 되는 분위기를 만들어내는 것이다.

　요가는 인도풍의 신비주의, 영혼과 의식의 자유를 추구하는 뉴에이지의 낭만주의, 동양과 서양을 각각 정형화하는 내면화된 오리엔탈리즘 등과 결합하면서 정신 상품을 구매하려는 이상異狀 욕망을 불러일으킨다. 반자본주의나 반물질문명을 표방하면 할수록 이러한 정신 상품의 가치가 상승하고, 그 소비는 역설적으로 자본주의와 물질문명에 대한 예속을 수반한다. 어쩌면 직관, 초월, 평온, 조화 등을 강조하는 요가 문화는 상대적으로 자본의 지배 논리에 더 잘 노출되어 있고 더 약한 면역력을 가질지도 모른다. 마치 깨끗한 것이 더 쉽게 더럽혀지는 것과 같다.

이와 같이 나는 한국의 요가 문화가 배타주의, 종속성, 상품화의 위기에 놓여 있다고 진단한다. 그러나 이러한 위기는 오직 '한국'의 '요가'에 대한 '문화'에만 한정되지 않는다. 또 위기에 대한 인식은 상대적일 수밖에 없기도 하다.

다만 한 가지 잊지 말아야 하는 사실은 요가인들에게 현재 한국의 요가 문화라는 좌표는 그냥 가만히 있어도 주어지는 것이 아니라는 점이다. 누군가가 또 어디선가 끊임없이 위기를 넘어서려고 골몰했기 때문에 한 걸음 더 나아간 좌표 위에 서 있게 되었다는 점이다. 어느 시인의 '뼈는 별'이라는 표현처럼, 사막에서 앞서 가다가 먼저 죽은 사람의 뼈 하나하나는 뒤따라가는 사람에게 마치 별과 같은 길잡이가 된다.

11. 비판 담론, 새로운 항해의 디딤돌

현재를 진단하고 해결책을 제시하는 일은 종종 점을 치는 것과 그다지 다르지 않다. 그 조심스러움 속에서 무언가 결단적인 것을 제시해야 한다면, 나는 '비판 담론'이라는 것을 강조하고 싶다. 당연히 한국의 요가 문화에 이것이 철저하게 부재하다는 사실을 전제로 한다. 요가와 비판은 결코 만날 필요가 없는 평행선처럼 간주되는 게 현실이기 때문이다.

'비판'이라는 말을 지나치게 좁게 보지는 말아야 한다. 이 말은 반성 또는 성찰, 고정 관념의 타파, 도전과 실험, 선도적 제언, 참여와 대화, 긴장감 있는 상호 공존 등의 가치를 충분히 내포할 수 있지 않은가. 한마디로, 요가 문화가 토착화의 시기에 돌입했으니 준열한 비판의 무대에 서야 한다는 것이다. 인큐베이터와 같은 안전지대에 영아처럼 머무르는 시기는 벌써 지났지 않았는가.

다시 한번, '비판'이라는 말의 풍부한 의미를 드러내기 위해 몇 가지 사례를 가져와 보고자 한다. 북미 요가계 현장의 사례들이다.

첫째는 요가 수행에 관한 경험적 글쓰기이다. 북미에서는 요가를 수행하는 것만큼이나 그 경험을 진지하게 분석적인 글로 쓰는 것이 유행한다고 한다. 경험의 원자료를 공개하는 이러한 글쓰기는 비판적 요가 문화를 정착시키는 데 출발점이 될 만한 중요한 시도이다. 이미 다수가 책으로 출간되어 있기도 하다.[46]

둘째는 요가 선생님들의 자발적인 대담이다. 한 블로그에 따르면 북미 어느 도시에서 요가 선생님들이 자발적으로 모여 요가가 상업주의에 어떻게 대항할 것인가에 관해 대담을 나누었다고 한다. 그들은 자본주의 시대에 요가 선생님이 된다는 것의 의미, 요가 가르침의 표준, 표준이 있는 경우에 그 근거 등에 관해 진솔한 토론의 시간을 가졌다고 한다.[47] 이러한 자발적인 참여와 대화는 비판 담론의 밑바탕이 될 수 있다.

셋째는 캐럴 호턴과 같은 다양한 요가 평론가들의 적극적인 현장 비판 담론이다. 실제로 북미 요가계에는 요가 문화 전반에 상당한 영향을 미치는 사이트나 블로그가 매우 많다. 『21세기 요가: 문화와 정치 그리고 실천』이라는 책은 바로 이러한 비판 담론이 낳은 결과물에 다름 아니다. 문화 현장에 그들이 적극적으로 개입함으로 써 요가와 요가 문화에 관해 무궁무진한 가능성의 열린 이야기들 이 뒤따라 흘러나온다.

저러한 비판 담론은 미래의 장밋빛 청사진 같은 것이 아니라 지금 여기에서 피부로 실감할 수 있는 동시대의 현실이다. 학자들의 정형화된 학문적 담론이 아니라 현장의 평론가들과 수행자들이 펼치는 일상적 담론이다. 불특정 다수나 모호한 누군가에게 퍼붓는 감정적 비난이 아니라 자기의 진면모를 노출하면서 자기를 먼저 성찰하는 합리적 비판이다. 물론 비판 담론이라는 것이 해결책은 아니라는 데 나는 동의한다. 이것은 분명 해결책을 찾기 위한 방법에 지나지 않는다.

혹 누군가는 요가나 요가 문화가 비판이라는 말과 당최 어울리지 않는다고 반론할 수도 있다. 하지만 동양의 수행 문화가 따로 있고 서양의 비판 문화가 따로 있는 것은 아니다. 인도 문화도 역사적으로 생생한 비판 전통을 가지고 있었다는 것은 널리 알려진 사실이다. 노벨 경제학상 수상자인 아마티아 센의 『살아 있는 인도*The Argumentative Indian*』라는 책에서 그 일면을 엿볼 수 있다. 게다가 요가 수행에서도 자기 반성이나 자기 성찰이 항상 강조되지 않는가. 더욱이 요가가 마치 비판으로부터 면죄부를 받고 있는 듯이 생각해야 할 이유가 전혀 없지 않은가.

따지고 보면 그동안 한국의 요가 문화는 외부의 시선을 크게 끌지 못했다. 마치 '문화의 섬'처럼 동시대의 문화 지형도에 포섭되

지 않았다. 내부끼리의 소통은 말할 것도 없고 외부와의 소통에도
크게 신경 쓰지 않았다. 어쩌면 한국의 요가 문화는 요가를 자화자
찬하고 교조화하는 담론들에 에워싸인 채 안전한 자기만의 항해를
고집했을지도 모른다. 무조건적 구원론, 인류 영성의 진보론, 세계
문명 종말론, 동양 정신 문명의 우월론, 인간 유형론과 운명론 등의
겉멋뿐인 담론들을 대동하면서 요가를 찬양하는 이야기만 수용하
고 비판하는 이야기는 거부했을지도 모른다. 그와 같은 담론들조차
도 기분풀이나 심심풀이 같은 일회용의 잡담 수준이었다. 그리하여
요가계 바깥의 문화들과 소통할 언어를 구하지 못하고 방법을 찾아
내지 못하지 않았을까? 요가 문화의 방향과 역할을 탐구할 만한 떠
들썩한 이야기가 없었으니 그야말로 섬에 갇힌 채 홀로 자부심과

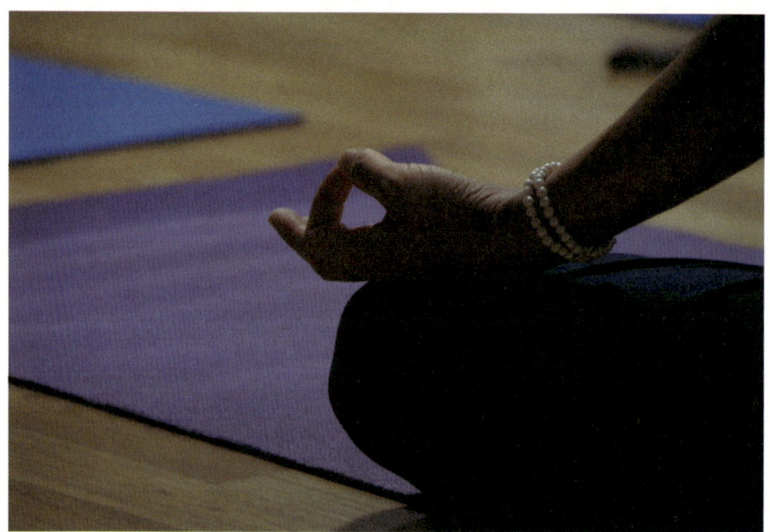

요가 문화는, 요가원 원장부터 요가 경전 연구자까지, 요가 매트부터 깨달음이라는 어떤 목적까지,
무수한 요소들의 집합이다.

자만심의 역사를 쓰지 않았을까?

그리하여 나는 비판 담론과 같은 작은 실천이 요가 문화의 새로운 항해를 위한 디딤돌이 될 수 있다고 생각한다. 요가 문화는, 요가원 원장부터 요가 경전 연구자까지, 요가 매트부터 깨달음이라는 어떤 목적까지, 무수한 요소들의 집합이다. 이 문화가 인위적으로 조작되는 것은 불가능에 가깝다. 하지만 이 문화가 부분적으로 조정되는 것은 가능의 영역이다. 비판 담론은 현재의 요가 문화를 조정할 수 있는 가장 현실적인 대안이다. 달변이 아닌 어눌하고 더듬거리는 눌변일지라도 '우리의 요가 이야기'를 쓰기 위한 희망찬 항해의 첫걸음이다.

선문답 같은 소리겠지만, 요가를 버려야 요가가 산다. 그러기 위해서는, '요가한다'라는 말보다는 '산다'라는 말이 선행되어야 한다. '요가인'이라는 말보다는 '동시대인'이라는 말이 선행되어야 한다.

제1장 한국의 요가 문화

[참고 문헌]

김동극,『요가교실』, 大韓敎育聯合會, 1974.

______,『精神薄弱兒와 요가訓練』, 문교경북, 1976.

김병채,「요가 수행으로 나타나는 의식의 변형」, 부산대학교 박사 학위 논문, 1993.

김순금,「요가의 본질과 한국요가」,『남아시아연구』제10권 2호, 2005.

김현수,『요가入門: 五千年歷史의 健康秘法』, 大潮閣, 1977.

박영길,「요가 지도자 과정 프로그램 표준안 시론」,『한국요가 지도자연합회 학술대회발
　　　표논문』, 서울: 아카데미하우스, 2004.

서경보,『禪과 요가의 指針』, 서울: 法輪社, 1968.

쉬바난다 요가 센터, 오문환 · 정영세 옮김,『요가』, 서울: 민족사, 1991.

스와미 쉬바난다 요가 센터, 박지명 옮김,『요가 그 황금빛 만남』, 서울: 하남출판사, 1990.

안지용,『알기 쉬운 요가』, 서울: 그린, 1997.

에스디안 S. · 요기 뷔다르다스, 東方亀 편역,『요가: 神秘한 健康의 秘法』, 서울: 民音社,
　　　1966.

Yesudian, Selvarajan · Elisabeth Haich, 李光鍾옮김,『요가의 心身强健法』, 서울: 東成文化
　　　社, 1964.

이승용,『한국인을 위한 음양(陰陽)-요가』, 홍익요가연구원, 1995.

______,『한국인을 위한 오행-요가: 실천 응용편』, 홍익요가연구원, 1997.

임동호,「아사나에 중점을 둔 요가 수련의 문제제기」,『한국요가학회 창립대회 자료집』,
　　　2006.

장인선,『消化된 요가: 神秘한 健康 · 長壽의 秘法』, 서울: 敎育文敎社, 1967.

정승석, 16집,「고전 요가 좌법의 다의성」,『인도철학』16집.

정태혁,『요가우파니샤드』, 서울: 정신세계사, 2007.

______,『요가의 원리와 수행법』, 서울: 법문사, 1967.

조옥경 · 왕인순,「한국요가 지도자의 현황과 과제-수도권을 중심으로」,『한국요가학회
　　　창립대회 자료집』, 2006.

존 스콧, 정두화(바유) 옮김,『아쉬탕가요가』, 한스컨텐츠, 2009.

沖正弘, 方東燦 편역,『요가: 健康의 秘訣 아름다워지는 秘訣』, 서울: 無等出版社, 1974.

______, 方東燦 옮김,『요가: 健康의 秘訣 SEX가 强해지는 책』, 서울: 不二出版社, 1967.

______, 이광종 옮김,『神秘로운 요가』, 서울: 東成文化社, 1963.

황영석, 『健康과 요가』, 서울: 삼신서적, 1972.

Fields, P., *Religious Therapeutics–Body and Health in Yoga, Ayurveda, and Tantra*

Frawley, David, *Yoga and Ayurveda*, Delhi; Motilal Banarsidass, 2004.

______, *Ayurveda and the Mind*, Twin Lakes, Wisconsin: Lotus Press, 1997.

Goldman, Jonathan & Andi Goldman, *Tantra of Sound*, Mumbai: Jaico Publishing House, 2008.

Mishra, Satyendra Prasad, *Yoga and Āyurveda*, Varanasi: Chaukhambha Sanskrit Sansthan, 2004.

Yogendra, *Yoga Simplified for Women*, Bombay: The Yoga Institute, 1976.

Sivananda, Swami, *Japa Yoga*, Uttaranchal; The Diine Life Trust Society, 2005.

Svātmarāma, trans, by Pancham Sinh, *Hathayogapradīpikā*, Forgotten Books, 2008.

[인터넷 자료]

i-net 〈1〉 http://www.yogamind.org/company/intro_history.php (한국요가 문화협회 홈페이지)

i-net 〈2〉 http://www.부산요가협회.kr/(부산요가협회 홈페이지)

i-net 〈3〉 http://www.hathayoga.co.za/history.htm

i-net 〈4〉 http://cafe.naver.com/mindvision001.cafeiframe_url=/ArticleRead. nhn%3Farticleid=4

i-net 〈5〉 http://cafe.joins.com/cafe/CafeFolderList.aspcid=kks782&list_id=432744 (중앙일보 2007년 8월 10일 바수 무쿨 인터뷰기사).

i-net 〈6〉 http://www.chosun.com/national/news/200411/200411140260.html (조선일보, 2004.년 11월 4일 기사)

i-net 〈7〉 http://cafe.daum.net/yogawon (2003년 7월 4일 중앙일보, "우리 출판사 첫 책, 민음사 『요가』).

제2장 요가와 수행

[참고 문헌]

Aṅguttaranikāya(AN.), Ed. M. Morris and E. Hardy, 5 vols. London: PTS, 1955–1961 (reprints).

Bhagavadgita(BG.), 임승택 옮김, 『바가바드기타 강독』, 서울: 경서원, 2003.

Dīghānikāya(DN.), Ed. T.W. Rhys Davids and J.E. Carpenter, 3 vols., London: PTS, 1942, 1982, 1932 respectively (reprints).

Majjhimanikāya (MN.), Ed. V. Trenckner and R. Chelmers, 3 vols., London: PTS, 1979, 1925 & 1951 respectively (reprints).

Vinayapitaka (Vin.), Ed. H. Oldenberg, 5 vols., London: PTS, 1969, 1977, 1881, 1882 & 1982 respectively (reprints).

Yogasūtra(YS.), Tr. Bangali Baba, *The Yogasūtra of Patañjali with the Commentary of Vyāsa*, Delhi: Motiral Banarsidass, 1976.

Andre Padoux, "Tantrism", *The Encyclopedia of Religion*, vol. 14, New York, Macmillan Publishing Company, 1978.

Georg Feuerstein, *Encyclopedic Dictionary of Yoga*, London, Unwin Paperbacks, 1990.

Christopher K. Germer, "Mindfulness and Compassion in Western Psychotherapy", *The Fress in 2009 Fall Conference of Korean Association of Buddhism and Psychotherapy*.

Surendranath Dasguta, *Yoga Philosophy-In Relaation to Other Systems of Indian Thought*, Delhi, Motilal Banarsidass, 1974.

강종원 옮김(Ajit Dasgupta),『무소유의 경제학』, 솔출판사, 2000.

김미숙 옮김(Sulak Sivaraksa), "자본의 폭주에 대한 불교적 진단",『불교평론』제6권 3호

김재준 옮김(Richhard Niebuhr),『그리스도와 문화』, 서울: 대한기독교서회, 2001.

김종욱 옮김(D. J. Kalupahana),『불교철학사』, 서울: 시공사, 1996.

박경준, "불교적 관점에서 본 소비대중문화",『불교학보』제36집, 동국대불교문화연구원, 1999.

______, "원시불교의 사회 · 경제사상연구", 동국대 박사 학위 청구 논문, 1992.

박명회,『여가문화의 이해』, 서울: 대왕사, 2010.

박효엽, "과정으로서의 요가",『요가학 연구』제7호, 한국요가학회, 2012.

신국원,『신국원의 문화 이야기』, 서울: 한국기독학생회출판부, 2002.

안병영, "세계화와 신자유주의-충격과 대응",『세계화와 신자유주의-이념 · 현실 · 대응』, 서울: 나남출판, 2000.

이태영,『요가의 이론과 실천』, 서울: 민족사, 1996.

______, "요가 수행에 대한 고찰",『인도철학』제2집, 서울: 민족사, 1992.

______, "고전 요가의 이론과 실천에 관한 연구", 동국대학교대학원 박사 학위 청구 논문, 1992.

이희승 감수,『민중 엣센스 국어사전』, 서울: 민중서림, 2006.

임승택,『붓다와 명상』, 서울: 민족사, 2011.

______,『비팟사나 수행관 연구』, 서울: 경서원, 2007.

______, "업 개념의 형성과 발달 과정에 대한 고찰",『철학연구』제103집, 대한철학회, 2007.

______, "불교적 웰빙 담론의 모색",『동서사상』제1집, 경북대학교 동서사상연구소, 2006.

______, "초기불교의 경전에 나타난 사마타와 비팟사나",『인도철학』11권 1호, 인도철학회, 2001.

______, "불교의 선정과 요가의 삼매에 대한 비교연구",『회당학보』5집, 회당학회, 2000.

전병유, "신자유주의와 사회적 양극화",『신자유주의 대안론』, 경기도 파주: (주)창비, 2009.

제3장 요가와 치유

[약호]

Ys, YBh :

정승석,『요가수트라 주석』. 초판. 서울 : 소명출판, 2010.

[Pātañjalayogasūtrāṇi. Ānandāśrama Sanskrit Series, Vol. 47. Pune : Ānandāśrama, 1978.]

Hp :

Iyangar, Srinivasa trans. *The Hathayogapradīpikā of Svātmārāma-with the Commentary Jyotsnā of Brahmānanda and English Translation*. 1st ed. : 1972. rep. Madras : The Adyar Library and Research Centre, 1975.

Digambarji, Swami & Darmapārīṇa trans. *Sāmkhya–Tarka–Tīrtha. Hathayogapradīpikā of Svātamārāmā*. 1st ed. : 1970. 2nd ed. Lonavla : Kaivalyadhamma Yoga Institute, 1998.

Gharote, M. L. & Devnath, Parimal trans. *Haṭhayoga–Pradīpikā*. 1st ed. Lonavla : Lonavla Yoga Institute, 2001.

[참고 문헌]

린 페이어(Lynn Payer),『의학, 과학인가 문화인가』, 이미애 역. 원서 : *Medicine & Culture : varieties of Treatment in the United States*, England, West Germany, and France, 1988. 초판. 서울: 몸과 마음, 2004.

마사 O. 루스토노(Martha O. Loustaunau) 외 저.『건강질병의료의 문화분석』, 김정선 역. 원서 : *The Cultural Context of Health, Illness, and Medicine*, 1997. 초판. 서울: 한울, 2002.

바산트 레드(Vasant Lad),『아유르베다』, 이호준 역, 원서 : *Ayurveda: A Practical Guide: The Science of Self Healing*, Lotus Press, 초판. 서울: 관음출판사, 1993.

스와미 싸띠아난다 사라스와띠(Swami Satyananda Saraswati),『꾼달리니 딴뜨라』, 한국 싸띠아난다 요가 아쉬람 출판위원 역. 원서 : *Kundalini Tantra*, 1996. 초판 재인쇄. 장흥 : 한국요가출판사, 2008.

캐럴라인 미스(Caroline Myss),『영혼의 해부』, 정현숙 역. 원서 : *Anatomy of the Spirit*, 1996. 초판. 서울 : 한문화, 2003.

헨릭 월프(Henrik Wulff) 외,『의철학의 개념과 이해』, 이종찬 역. 원서 : *Philosophy of Medicine*, 1990. 초판. 서울: 아르케, 2007.

Alter, Joseph S., *Yoga in Modern India: The Body between Science and Philosophy*. 1st ed. Princeton : Princeton University Press, 2004.

Fields, Gregory P., *Religious Therapeutics*. 1st ed. Albany: State University of New York Press, 2001.

Woodroffe, John, *The Serpent Power*. rep. ed. Madras: Ganesh & Company, 2001.

Koller, John M., "Human Embodiment: Indian Perspectives", Kasulis, Tomas P. with Ames, Roger T. & Dissanayake, Wimal. ed. *Self as Body in Asian Theory and Practice*. 1st ed. New York: State University of New York Press, 1993.

[인터넷 자료]

기타난다 기리(Gitananda Giri), Swami. "Yoga Chititsa-Yoga Therapy : Origin, Scope and Practical Application"

http://www.icyer.com/documents/14.pdf.

IAYT. "Contemporary Definitions of Yoga Therapy"

http://www.iayt.org/site_Vx2/publications/articles/defs.aspx

NCCAM. "What Is Complementary and Alternative Medicine?"

http://nccam.nih.gov/health/whatiscam#types.

제4장   요가와 생태

[참고 문헌]

애트필드, 로빈(Robin Attfield),『환경 윤리학의 제 문제』, 구승회 역, 서울 : 도서출판 따님, 1997.

휴즈, 도날드(Hughes, J. Donald), 『고대 문명의 환경사(*Ecology In Ancient Civilizations*)』. 표정훈 역, 원서 : 1975, 초판, 서울: 사이언스북스, 1998.

Skolimowski, Henryk, *Eco Yoga*, 1st ed., London: Gaia Books Limited, 1994.

Subbarao, S., *Ethics of Ecology and Environment*, 1st ed., New Delhi : Rajat Publications, 2001.

김미숙, 「자이나교의 요가 사다나」, 『인도철학』, 제19집, 서울: 인도철학회, 2005.

문영석, 「생태계와 화해에 관한 프란치스꼬 영성의 재조명」, 『종교연구』, 제14집, 한국종교학회, 1997.

제5장 요가와 대중 문화, 그리고 여성

[참고 문헌]

김정현, 『니체의 몸철학』, 서울: 문학과 현실사, 2000.

Barthes, Roland, *The Pleasure of the Text*, Richard Miller(trans.), New York: Hill and Wang, 1975.

_______________, *Empire of Signs*, Richard Howard(trans.), New York: Hill and Wang, 1982.

_______________, 『텍스트의 즐거움』, 김희영 옮김. 서울: 동문선.

Geoges, Duby and Michelle, Perrot(ed), 『여성의 역사 3(상): 르네상스와 계몽주의의 역설』, 조형준 옮김, 서울: 새물결, 1999.

Nietzsche, Friedrich, 『선악의 피안』, 송영택 옮김, 서울: 정음사, 1974, pp.3-6.

최아롱, 『우리 몸문화 탐사기』, 서울: 신인문사, 2011.

Naipaul, V.A., *A Turn In The South*, New York : Penguin, 1989.

Nicholls, David, *One Day*, London : Flipback, 2011.

빌헬름 라이히, 『성혁명』, 윤수종 옮김, 중원문화, 2011.

_______________, 『성정치』, 윤수종 옮김, 중원문화, 2012.

[영상물 (연대순)]

Joe May, "Der Tiger von Eschnapur", 1921.

_______, "Das Indische Grabmal", 1921.

Richard Eichberg, "Der Tiger von Eschnapur", 1938.

______________, "Das Indische Grabmal", 1938.

Fritz Lang, "Der Tiger von Eschnapur", 1959.

________, "Das Indische Grabmal", 1959.

Terrence Young, "Dr. No", 1962. (James Bond 007-1)

______________, "From Russia With Love", 1963. (James Bond 007-2)

Jean-Jacques Annaud, "Seven Years in Tibet", 1997.

Nancy Meyers. "What Women Want", 2000.

권칠인, "싱글즈(Singles)", 2003. 07.

박찬욱, "올드보이(Old Boy)", 2003. 11.

_____, "친절한 금자씨(Sympathy for Lady Vengeance)", 2005.

Seth Green, Mathew Senreich, Mike Fasolo, "Robot Chicken", 2005-현재.

Ian Biederman, "Shark", 2006-2008.

Chuck Lorre, Bill Prady, "The Big Bang Theory", 2007-현재.

윤재연, "요가학원", 2009. 08.

Steven Levitan, Christopher Lloyd, "Modern Family", 2009-현재.

Ryan Murphy, "Eat Pray Love" 2010.

제6장 요가 문화의 현재와 미래-데생과 몽타주

[참고 문헌]

YS. *Yogasūtra*.

YSBh. *Yogasūtrabhāṣya*.

YU. *The Yoga Upaniṣad-s*, Edited by Pandit A. Mahadeva Sastri, Madras, The Adyar Library and Research Centre, 1920.

Halbfass, Wilhelm, *India and Europe-An Essay in Philosophical Understanding*, Delhi: Motilal Banarsidass Publishers, 1990.

Matilal, Bimal Krishna, *Ethics and Epics*, Jonardon Ganeri(ed.), New Delhi: Oxford University Press, 2002.

Singleton, *Yoga in the Modern World-Contemporary Perspectives*, Mark Singleton and Jean Byrne(ed.), London: Routledge, 2008.

Sontheimer, *Hiduism Reconsidered*, Gunther-Dietz Sontheimer & Hermann Kulke(ed.), Delhi: Monohar, 1997.

Werner, Karel, *Yoga and Indian Philosophy*, Delhi, Motilal Banarsidass Publishers, 1977.

네스토르 가르시아 칸클리니, 『혼종문화: 근대성 넘나들기 전략』, 이성훈 옮김, 서울: 그린비, 2011.

아마티아 센, 『살아 있는 인도』, 서울: 청림출판, 2005.

아쉬스 난디, 『친밀한 적-식민주의 시대의 자아의 상실과 재발견』, 이옥순 옮김, 서울: 신구학원 신구문화사, 1993.

앤드류 에드거 외 엮음, 『문화 이론 사전』, 박명진 외 옮김, 서울: 한나래, 2003.

정승석, 『요가수트라 주석』, 서울: 소명출판, 2010.

존 M. 콜러, 『인도인의 길』, 허우성 역, 서울: 소명출판, 2003.

코디 최, 『동시대 문화 지형도』, 서울: 컬처그라퍼, 2010.

피터 버크, 『문화 혼종성』, 강상우 옮김, 서울: 이음, 2012.

필 주커먼, 『신 없는 사회』, 김승욱 옮김, 서울: 마음산책, 2012.

하인리히 짐머, 『인도의 철학』, 조셉 캠벨 엮음, 김용환 옮김, 서울: 대원사, 1992.

하인리히 짐머, 『인도의 신화와 예술』, 조셉 캠벨 엮음, 이숙종 옮김, 서울: 대원사, 1995.

[인터넷 자료(인용 순서대로)]

http://21centuryyoga.com

http://mindfulness-yoga.blogspot.kr

http://zennaturalism.blogspot.kr

http://www.yogadork.com

http://www.itsallyogababy.com

http://www.thinkbodyelectric.com

http://www.pressian.com (프레시안)

http://yoga2point0.com

http://en.wikipedia.org/wiki (위키피디아)

http://www.theglobeandmail.com (The Globe and Mail)

http://www.tikkun.org

http://www.yogaactivist.org

제1장 한국의 요가 문화

1 정태혁 교수는 1963년 우리나라 최초로 서울 삼청동에 요가원을 낸 것으로 알려진다(i-net 〈1〉). 한편 부산요가협회 홈페이지에 따르면 1955년 우리나라 최초로 장인선 선생이 서울 서대문구 북아현동에 요가원을 열었다(i-net 〈2〉).

2 비슷한 시기에 장인선(1967)과 서경보(1968)에 의하여 두 권의 단행본이 출간되었다.

3 정태혁 교수가 월간『법시(法施)』와 월간『불교(佛敎)』에 각각 연재한 "비밀요가: 요가의 비밀을 캔다" 시리즈(1982년 2월부터 총 5회 연재)와 "생활인의 요가" 시리즈(1983년 5월부터 1984년 12월까지 총 19회 연재)는 그 대표적인 예이다.

4 2000년대 초반 미국의 할리우드 스타들이 요가를 통하여 건강과 아름다움을 유지한다는 사실이 널리 알려지면서 우리나라에도 미용과 다이어트에 관심을 지닌 사람들 사이에 요가 붐이 일어났다.

5 조옥경 · 왕인순, 2006, p.20.

6 이승용의『한국인을 위한 음양(陰陽)-요가』(1995),『한국인을 위한 오행-요가: 실천 응용편』(1997) 등은 이러한 경향을 반영하고 있다.

7 중앙일보, 2007, i-net 〈5〉

8 조옥경 · 왕인순, 2006, p.30; 임동호, 2006, pp.69-70.

9 『하타요가프라디피카』의 전체 390구절 중에서 아사나에 대한 것은 40구절에 불과하지만, 프리나야마에 대해서는 110여 구절을 할애하고 있다. 이 점을 보아도 원래 하타 요가의 중심은 아사나가 아니라 프라나야마였다는 것을 짐작할 수 있다.

10 고전 요가에서 아사나는 항상 좌법(坐法) 중심으로 소개되고 있는데, 이것은 원래 아사나가 사지 중심으로 행해지지 않았다는 방증이다.

11 "요기 스와트마라마는 먼저 그의 스승 스리나타에게 예경을 드린 후에, 오직 라자 요가를 위하여 하타 요가를 설한다."(2)

12 "브라만이여, 요가는 실로 말할 수 없는 여러 가지로 구분된다. 만트라(mantra), 라야(laya), 하타(haṭha), 그리고 라자(rāja) 요가가 있다."

(*Yogatattva-upaniṣad*, 19; 정태혁, 2007, pp.47-48).

13　Sivananda, 2005: xxxi.

14　Sivananda, 2005: xxxi.

15　Goldman, 2008: 5.

16　우선 고엥카 선생의 10일 비팟사나 명상 수련 코스를 벤치마킹하는 것도 괜찮을 것이다.

17　우리나라의 여러 가지 여건을 고려할 때, "한국요가학회"가 이 일에 가장 적합할 것으로 보인다.

18　Frawley, 1999, p.5.

19　Mishra, 2004, pp.4-5.

20　*Yoga-sūtra i*. 30.

제2장　요가와 수행

1　이희승 감수,『민중 엣센스 국어사전』, 서울: 민중서림, 2006, p.872.

2　신국원,『신국원의 문화 이야기』, 서울: 한국기독학생회출판부, 2002, pp.58-59.

3　박명희,『여가문화의 이해』, 서울: 대왕사, 2010, p.240.

4　Andre Padoux, "Tantrism", *The Encyclopedia of religion*, vol. 14, New York: Macmillan Publishing Company, 1978, p.276.

5　김재준 옮김(Richhard Niebuhr),『그리스도와 문화』, 서울: 대한기독교서회, 2001, p.46 재인용.

6　김재준 옮김, 앞의 책, pp.47-54.

7　예컨대 Bhagavagīta에는 순수성(sattva), 격정성(rajas), 둔중성(tamas)이라는 3가지 기질에 따른 요가의 실천 양상이 다양하게 논의된다. BG, 17장 1-28게송 참조.

8　Surendranath Dasguta, *Yoga Philosophy-In Relation to Other Systems of Indian Thought*, Delhi: Motilal Banarsidass, 1974, p.44.

9　박효엽,「과정으로서의 요가」,『요가학 연구』제7호, 한국요가학회, 2012,

p.20.

10 임승택, 「업 개념의 형성과 발달 과정에 대한 고찰」, 『철학연구』 제103 집, 대한철학회, 2007, 156쪽 이하

11 임승택, 「불교적 웰빙 담론의 모색」, 『동서사상』 제1집, 경북대학교 동서 사상연구소, 2006, pp.9-13.

12 위키백과사전, http://ko.wikipedia.org/wiki/ 참고.

13 안병영, 「세계화와 신자유주의-충격과 대응」, 『세계화와 신자유주의-이 념 · 현실 · 대응』, 서울: 나남출판, 2000, pp.22-55.

14 전병유, 「신자유주의와 사회적 양극화」, 『신자유주의 대안론』, 경기도 파주: (주)창비, 2009, pp.99-110.

15 안병영, 앞의 책, pp.33-38.

16 박경준, 「불교적 관점에서 본 소비대중문화」, 『불교학보』 제36집, 동국 대불교문화연구원, 1999, pp.154-156 참고.

17 김미숙 옮김(Sulak Sivaraksa), 「자본의 폭주에 대한 불교적 진단」, 『불교평 론』 제6권 3호, pp.336-347.

18 임승택, 앞의 논문(2006), pp.11-13.

19 예컨대 보디스캔(body-scan)이라든가 하타 요가(hatha-yoga)의 방법을 초 기불교의 비팟사나(vipassanā) 명상과 접목시켜 고안해낸 '사티에 근거 한 스트레스 감소 프로그램(MBSR)'을 대표적인 사례로 꼽을 수 있다. 이 밖에도 만성적인 우울증 치료를 위해 만들어진 '사티에 근거한 인지치 료(MBCT)', 경계성 성격 장애와 일반적인 정동 조절에 사용되는 '변증 법적 행동치료(DBT)', 불유쾌한 감각들을 대처하기 위한 '수용-참여 치 료(ACT)' 등도 이와 유사한 사례로 꼽을 수 있다. Christopher K. Germer 에 의하면 동양 전통의 명상은 서구적 전통에 기반을 둔 그 어떤 치료법 보다 불안 · 우울증 · 공황장애 등에 탁월한 효과를 보이며, 가장 현대 적이고 두드러진 형태의 행동치료로 주목받고 있다고 한다. 또한 미국 에서 활동하는 심리치료사 중 41.4%가 마음지킴(sati, mindfulness)이라는 초기불교 명상의 원리를 자신들이 선호하는 치료지향(favored orientation) 으로 삼는 것으로 나타났다. Christopher K. Germer, "Mindfulness and

Compassion in Western Psychotherapy", *The Fress in 2009 Fall Conference of Korean Association of Buddhism and Psychotherapy*, p.21;『법보신문』, 1025호(2009년 11월 30일자), 보도기사.

20 "탐내지 않음의 계행이 확립되면 전생(轉生)의 상태를 알 수 있다 (aparigraha-sthairye janma-kathaṃtā-saṃbodhaḥ)." YS. 2-39게송.

21 "만족을 통해 최고의 기쁨이 획득된다(saṃtosād-anuttamaḥ sukha-lābhaḥ)." YS. 2-42게송.

22 "방관자와 [외부적으로] 보이는 [대상과의] 동일시야말로 제거되어야 할 [괴로움의] 원인이다(draṣṭṛ-dṛśyayoḥ saṃyogo heya-hetuḥ)." YS. 2-17게송.

23 "무지가 사라짐으로써 [현상계와의] 동일시 또한 사라진다. 이것이 [괴로움의] 그침이며 보는 자의 독존이다. 그침을 얻는 방법은 동요 없는 식별지이다(tad-abhāvāt saṃyoga-abhāvo hānaṃ tad-dṛśeḥ kaivalyam. viveka-khyātir-aviplavā hāna-upāyaḥ)." YS. 2-25, 26게송.

24 『요가수트라』의 첫머리에 등장하는 아래의 유명한 정의가 그것이다. "요가란 마음의 동요의 지멸이다(yogaś-citta-vṛtti-nirodhaḥ)." YS. 1-2게송.

25 이와 관련하여 후대의 주석서인 『요가브하샤』에서는 "지견은 해탈의 원인이 아니다(na darśanaṃ mokṣakāraṇam). 2-23"라고 설명한다.

26 "그러한 [마음의 동요를] 지멸하는 데는 [두 가지 방법이 있다.] 실천 수행과 욕망의 포기이다(abhyāsa-vairāgyābhyāṃ tan-nirodhaḥ)." YS. 1-12게송.

27 "그러나 [실천 수행은] 오랜 시간에 걸쳐 쉬지 않고 신중히 반복해야 비로소 확고한 경지에 이르게 된다(sa tu dīrgha-kāla-nairantarya-satkāra-āsevito dṛḍha-bhūmiḥ)." YS. 1-14게송.

28 "욕망의 포기란 경험되거나 전해진 대상에 대해 [발생하는] 갈애를 제압한 의식이다(dṛṣṭa-ānuśravika-viṣaya-vitṛṣṇasya vaśīkāra-saṃjñā vairāgyam)." YS. 1-15게송.

29 강종원 옮김(Ajit Dasgupta), 『무소유의 경제학』, 솔출판사, 2000, pp.37-

51, pp.280-284; 임승택, 앞의 논문(2006), pp.5-6.

30 출가 직후 붓다는 당시 유명한 요가 수행자였던 Ālāra-Kālāma와 Uddaka-Rāmaputta에게 찾아가 '아무 것도 없는 경지(無所有處定, ākiñcaññāyata-nasamāpatti)'와 '지각이 있는 것도 없는 것도 아닌 경지(非想非非想處定, nevasaññānāsaññāyatanasamāpatti)'라는 선정을 배웠고 또한 이를 체득했던 것으로 알려진다. Vin. I. p.7; MN. pp.163-165 등.

31 이와 관련한 전형적인 경구로 다음을 거론할 수 있다. "통찰의 지혜가 없는 이에게 선정은 없고 선정을 행하지 않는 이에게 통찰의 지혜는 없나니, 선정과 통찰의 지혜가 함께 있을 때 그는 실로 열반의 가까이에 있다(Natthi jhānaṃ apaññassa paññā natthi ajhāyato, Yamhi jhānaṃ ca paññā ca sa ve nibbāṇasantike)." Dhammapada, 372게송, p.54; 임승택, "초기불교의 경전에 나타난 사마타와 비팟사나", 『인도철학』 11권 1호, 인도철학회, 2001, pp.205-234 참조.

32 이태영, "고전 요가의 이론과 실천에 관한 연구" 동국대학교대학원 박사학위 청구 논문, 1992, pp.35-37.

33 임승택, "불교의 선정과 요가의 삼매에 대한 비교연구", 『회당학보』 5집, 회당학회, 2000, pp.215-251.

34 『요가수트라』에 나타나는 두 가지 삼매의 분류체계를 도식화하면 다음과 같다.

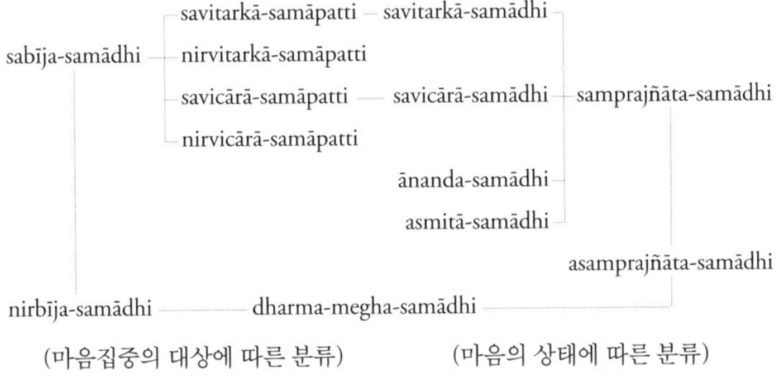

위의 도식에서 뒤쪽의 savitarkā-samādhi(有想三昧)와 savicārā-samādhi (無想三昧) 등의 구분은 마음의 상태가 불안한가 혹은 고요한가에 따른 것으로 dharma-megha-samādhi(法雲三昧)와 함께 불교의 영향을 직접적 으로 수용한 것이라고 한다. 한편 앞쪽의 sabīja-samādhi(有種子三昧)와 nirbīja-samādhi(無種子三昧) 등의 구분은 마음의 집중 대상이 거친 것인 가 혹은 조악한 것인가에 따른 삼매의 구분은 불교의 영향을 자체적으 로 보강하여 체계화한 것이라고 한다. 임승택, 앞의 논문(2000), pp.226- 227.

35 "미세한 생각마저 없는 [선정(無伺等至)이] 확립되었을 때 마음은 평 정되고 맑아진다. 거기에 진리를 간직한 통찰의 지혜가 있다.(nirvicāra- vaiśāradye'dhyātma-prasādaḥ/ ṛtaṃ-bharā tatra prajñā)." YS. 1-47, 48게송.

36 예컨대 Mahāsaccakasutta에는 '번뇌를 다한 지혜(漏盡智)'를 얻는 일련 의 과정이 다음과 같이 묘사된다. 즉 첫 번째 선정(初禪) ⇒ 두 번째 선 정(第二禪) ⇒ 세 번째 선정(第三禪) ⇒ 네 번째 선정(第四禪) ⇒ 전생 의 거처를 기억하는 지혜(宿主隨念智) ⇒ 하늘의 눈을 가진 지혜(天眼 智) ⇒ 번뇌를 소멸한 지혜(漏盡智)가 그것이다. 이들 중에서 처음의 넷 은 선정의 상태를 가리키고 뒤의 셋은 그러한 선정을 바탕으로 얻는 통 찰의 지혜(三明)에 해당한다. MN. I. pp.246-249 참조.

37 임승택, 『비팟사나 수행관 연구』, 서울: 경서원, 2007, pp.16-20.

38 DN. II. p.99, p.128, p.140, p.158, p.162 등.

39 임승택, 『붓다와 명상』, 서울: 민족사, 2011, pp.66-68.

40 물론 초기불교 경전은 전문 출가자를 대상으로 하는 가르침을 위주로 한다고 할 수 있다. 그러나 Kalupahana가 지적하듯이 바라문교의 카스 트(caste) 제도에 대한 비판과 같은 사회적 언급 또한 자주 나타난다. 또 한 붓다는 정치적 문제에 관련하여, 신(神)의 임명에 의해서가 아니라 대중적 합의와 도덕적 순수성에 의해서 그 권위를 인정받는 '보편군주 (轉輪王, cakkavatti)'의 개념을 강조하곤 하였다. 나아가 재가자를 대상으 로 하는 재산관리법에서부터 사회복지의 실천과 연관된 가르침들도 상 당 분량 존재한다. 이러한 사회적 가르침은 고전 요가의 계보를 잇는 문

헌들에서는 그 사례를 찾아보기 힘들다. AN. II. p.67; AN. III. p.10; 김종욱 옮김(D. J. Kalupahana),『불교철학사』, 서울 : 시공사, 1996, p.61 ; 박경준,「원시불교의 사회 · 경제사상연구」, 동국대 박사 학위 청구 논문, 1992, p.136 이하.

41 DN. III. 133쪽; 임승택, 앞의 논문(2006), pp.17-18 재인용.

42 이태영,『요가의 이론과 실천』, 서울 : 민족사, 1996, pp.68-69.

제3장 요가와 치유

1 『요가수트라 주석*Yogasūtrabhāsya*』3. 49

2 국내 단체들은 아직 논의할 만한 관을 정립하지 못하고 있는 것으로 생각된다.

3 캐롤라인 미스(Caroline Myss)의 다음과 같은 설명은 양자 차이의 핵심을 잘 보여주고 있다. "치유(healing)와 치료(cure)는 다르다. '치료'는 몸에 나타나는 증상의 진행을 늦추거나 성공적으로 통제하는 작용이다. 그러나 신체적인 질병을 치료한다고 해서 질병의 일부인 감정과 정신적 스트레스까지 완화시킬 수 있다는 뜻은 아니다. 이 경우에는 거의 대부분 병이 재발한다. 치료의 과정은 수동적이다. 즉 환자는 적극적으로 질병에 도전하여 건강을 추구하는 것이 아니라, 의사와 처방된 치료법에 자신의 권리를 넘기는 경우가 많다. 반면에 '치유'는 자신의 정서적 · 영적 회복을 방해하는 모든 부정적인 생활 패턴을 놓아버리려는 의도를 가지고, 태도나 기억, 신념 등을 전반적으로 검토하는 작업을 포함하는 적극적이고 내면적인 과정을 말한다." 캐롤라인 미스(2003), p.69.

4 그는 로나블라(Lonavla)에 있는 카이발리야다마(Kaivalyadhama)의 설립자이다. J. S. Alter, 2004 참조.

5 IAYT 중 G. 포이에르슈타인의 정의.

6 마사 O. 루스토노 외, 2002, p.144 참조.

7 헨릭 월프 외, 2007, p.292 참조.

8 앞의 책, pp.321-322.

9   린 페이어(2004), pp.47-48 참조. 린 페이어는 의학에서 보이는 문화적
      차이를 4개국(프랑스, 독일, 영국, 미국)의 의료체계 및 관행에 대해 상세
      하게 고찰, 비교하고 있다.

10   마사 O. 루스토노 외(2002), p.208 참조.

11   Koller(1993), p.46 참조. 여기서 괄호 안의 영성, 물질성, 정신성이란 용
      어는 필자가 부기한 것이다. 상키야, 요가 철학은 이원론이므로 물질적
      실재(prakṛti)를 인정한다. 여기서 사용되는 마음, 즉 정신성은 이 물질적
      실재에 포함된다고 볼 수 있다. 그러나 비록 상키야, 요가 철학에서 마음
      이 물질적 실재에 포함되는 것이지만, 현대 서양철학이나 심리학의 관
      점으로 보자면 '정신성'으로 분류될 수 있기에 여기서는 마음을 정신성
      이라는 범주에 포함시켜 논의를 전개한다.

12   이러한 관점은 Ys 2.40과 이에 대한 YBh의 주석(2.40)에서 볼 수 있다.
      청정을 통해 자신의 사지(四肢)를 혐오하고 남들과 교접하지 않는다.(Ys
      2.40) 자신의 사지를 혐오할 때, 청정을 고수하는 자는 신체의 결함을 보
      고서 신체에 집착하지 않는 고행자가 된다. 아울러 신체의 본성을 보고
      서 남들과 교접하지 않고 자신의 몸도 포기하려 하며, 흙이나 물 따위로
      정화하고 있더라도 신체가 청정하다고는 보지 않는다. 이처럼 도무지
      정결할 수 없는 남들의 몸과 어떻게 교접할 수 있겠는가?(YBh 2.40)

13   Fields(2001), p.25 참조.

14   Woodroffe(1991), pp.104-105.

15   스와미 싸띠아난다 사라스와띠(2008), p.119 참조.

16   Hp 1.13, 1.14 참조.

17   바산트 레드(1993), p.35.

18   기침, 천식, 비장 질환, 나병, 20여 종의 카파 질환이 다우티(dhauti) 수
      행의 힘으로 사라진다. 의심의 여지가 없다.(2. 25), [수리야베다나
      (sūryabhedana)는] 두개골을 정화하고 바타 도샤[로 인한 질병]를 파괴하
      며 벌레[로 인한] 질병을 제거한다.(2. 50)

19   케차리(khecarī) 무드라를 아는 자는 질병, 죽음, 게으름이 없고 수면이
      없고 배고픔과 갈증이 없을 것이다. 그리고 혼절함이 없을 것이다.(3.

39), 이 행법(uḍḍīyāna bandha)에 의해서 호흡이 사라진다. 그 결과 죽음, 노화, 질병 등이 없다.(3. 75)

20   부주의하게 요가 수행을 하는 사람은 바타 등 [질병]이 생긴다. 그 질병의 치료를 위해서 바유(vāyu)의 움직임이 설명된다.(5.1), 잘못[된 수행]으로 인해 요가 수행자의 바유가 잘못된 길로 들어서게 되고 길을 잃는다. 그때 구근 모양으로 되어 아래에 쌓인다. 그래서 [수행에] 장애를 낳는 다양한 종류의 질병이 발생한다.(5.5)

21   그때 [몸에] 알맞게 기름을 바르고 따뜻한 물로 목욕을 한다. 기(ghee)가 섞이거나 우유로 된 [음식을] 먹은 뒤 [이] 음식이 소화되었을 때 요가를 수행해야 한다.(5.8) 질병에 걸린 자는 모든 질병에 대해 베다(아유르베다) 문헌에서 말한 지식에 따라 주의 깊게 치료받고 요가 치료를 해야 한다.(5.22)

22   NCCAM 참조. 보완 대체 의학과 요가 치유의 관계, 그리고 현재 그 센터에서 실행되고 있는 요가 치유 현황과 관련한 연구가 향후 필요하다.

23   IAYT의 "Contemporary Definitions of Yoga Therapy"를 번역한 것이고, 본문에 표기되어 있는 항목 숫자는 편의를 위해 번역자가 붙인 것이다.

24   기타난다 기리(Gitananda Giri)는 요가 치유에 대해 이론 체계를 나름대로 정립해 활동하고 있는 ICYER의 설립자이다.

25   기타난다 기리(Gitananda Giri) 요약.

제4장   요가와 생태

1   Skolimowski, 1994, p.12.

2   휴즈, 1998, p.13. "생태계"라는 말은 1935년 아서 탠슬리(Arthur Tansley)가 처음으로 제안한 말로 알려져 있다. Subbarao, 2001, p.67.

3   애트필드, 1997, p.320.

4   크리스트교 관련 종파에서는 '세계의 종말, 신의 심판, 천국, 지옥' 등의 네 가지 주제에 대한 논의를 '최후에 대한 학문', 즉 종말론이라 하여 신학의 한 부류로서 논의하고 있다. 그런데 최근에는 환경 생태의 문제로

야기되는 상황을 종말론에 비견하여 활발한 논의를 진행하고 있는 추세
이다.

5   인도의 전통에 따르면 요가라는 단어에는 어원상 매우 다양한 의미가
내포되어 있으나 이 글에서는 크게 둘로 단순화시켜서 논하고자 한다.
김미숙, 2005, 참조.

6   문영석, 1997, p.73.

제5장   요가와 여성

1   최아룡, 2011, pp.22-23.

2   니체/박찬국, 2011.

3   니체의 『비극의 탄생』에 옮긴이 박찬국이 단 각주 부분에 나오는 내용을
재인용함. 디오니소스에 대한 더 자세한 내용은 호메로스의 『일리아스』
(14편 325)에 나옴. 위의 책, p.48.

4   정수일, 2002, p.24.

5   위의 책, p.27, 필자 강조.

6   위의 책, p.25.

7   위의 책, 2002, p.18.

8   이거룡, 2012년 10월 13일, 한국요가학회 학술대회에서 발표함.

9   김정현, 『니체의 몸 철학』, 서울 : 문학과 현실사, 2000, p.179에서 재인
용.

10   김정현, 2000, pp.177-180.

11   Naipaul, V.S. "A Turn in The South", NewYork: Penguin, 1989. 미국 TV
시리즈 "Mad Man" 참고.

12   이케다 준이치/서라미, 2013, p.90.

13   바르트는 폐결핵 때문에 1934년, 1941년, 1943년 요양소 생활을 했으
며, 1945-1946년에는 스위스 대학교 부설 알렉산드르 병원에서, 노천욕
과 침묵 요법의 치료를 받기도 했다.(김희영, 2002, pp.255-256)

14   이 글은 『지식인은 무엇에 유용한가?』라는 제목으로 베르나르 앙

리 레비와의 대담으로 이루어졌다. 『르 누벨 옵세르바퇴르Le Nouvel
Observateur』지에 1977년 1월 10일자로 발표된 것으로, 『목소리의 씨
앗』에 재수록되었고, 한국어로는 김희영 번역으로 『텍스트의 즐거움』에
함께 수록되었다. (바르트, 1977/2002, pp.233-234)

15 빌헬름 라이히, 『성혁명』, 윤수종 옮김, 중원문화, 2011. 그리고 『성정
    치』, 윤수종 옮김, 중원문화, 2012, 참고.

16 Barthes, 1975/2002, p.224.

17 바르트의 개념이 한국어로는 김현 교수의 제안에 따라, plaisir와
    jouissance를 각각 육체적·도덕적으로 쾌적한 상태를 말하는 '즐거움'
    과 동사 '즐기다(jouir)'에서 나온 형태로, 보다 내밀하게, 그리하여 우리
    의 온 마음을 관통하는 보다 지속적인 감정을 의미하는 '즐김'으로 번역
    되어(『프랑스 비평사』 현대편, 문학과 지성사 1981, 228), 그 이후에도 많은
    국내 학자들이 사용하고 있다. 이러한 용법이 바르트이론을 개념화하는
    데에 유용한 측면이 있지만, 바르트가 동일한 책에서 언급하고 있는 요
    가 개념들과의 관계 속에서 볼 때, 간과하게 되는 측면이 있음을 살펴보
    아야 한다. 이 개념들이 영어로는 plaisir는 Pleasure, jouissance는 bliss로
    번역된다.

18 바르트, 1973/2002, p.53.

19 바르트, 1973/2002, p.53.

20 Here moreover, drawn from psychoanalysis, is indirect way of establishing
    the opposition between the text of pleasure and the text of bliss: pleasure
    can be expressed in words, bliss cannot.

    Bliss is unspeakable, inter-dicted." (Barthes, Miller, 1973/1986, p.21)

21 Daum 영어사전.

22 최아룡, 2013

23 이 영화를 촬영하는 도중에 줄리아 로버츠는 힌두교를 받아들였다.

24 Nicholls, 2009, pp.88-89, 필자 강조

25 필자가 2008년 6월 8일에 박찬욱 감독을 직접 인터뷰한 내용.

1   요가와 힌두교의 관계는 늘 논란의 대상이 된다. 그런데 이 논란은 주로 힌두교로 지칭되는 것이 과연 언제부터 존재했는가 하는 문제이다. 즉 힌두교라는 지시체가 영국 식민지 시대 이전에 존재했는지, 영국에 대항하는 과정에서 고안되었는지, 심지어 독립 이후에 형성된 것인지, 그 문제를 따지는 논란이다. 따라서 이 글에서는 이 논란을 피하기 위해, 매우 느슨하게 힌두교란 인도의 전 역사를 관통하는 종교와 문화의 복합적인 체계를 지시한다고 하는 편이 좋을 것이다.

2   Stuart Ray Sarbaker는 현대에 요가가 크게 유행하는 것은 단 하나의 요소에 의한 것이 아니라 수많은 요소에 의한 것이라고 말한다. Singleton, "The Numinous and Cessative in Modern Yoga", 2008, p.178 참조. 현대에 요가가 유행하게 된 원인에 대해서는 이 글의 중간 부분에서 언급할 예정이다.

3   나는 이 글에서 '동시대(comtemporary)'라는 말을 21세기 초반인 현시점을 지칭하는 용어로 사용한다. 하지만 요가와 관련해서는 '동시대'를 20세기 전체와 21세기 현재를 지칭하는 좀 더 넓은 의미로 사용하기도 할 것이다.

4   Singleton, "Modern Yoga", 2008, pp.23-26 참조.

5   이 책에 관한 더 자세한 정보는 홈페이지 http://21centuryyoga.com을 참조하시오.

6   http://21centuryyoga.com: "Yoga may be rooted in ancient India, but it's morphed into something new in North America today."(홈페이지에서 'About' 카테고리를 열어볼 것) Amazon의 책 소개에도 이 문구가 가장 먼저 등장한다.

7   필 주커먼, 2012, p.261 참조.

8   앤드류 에드거, 2003, '혼종성' 항목 참조.

9   하인리히 짐머, 1992, p.40 참조.

10 일례로 틱낫한(Thich Nhat Hanh) 계열의 불교명상과 한국 선불교를 수행한 Poep Sa Frank Jude Boccio는 "Mindfulness Yoga"와 "Zen Naturalism"

이라는 두 블로그를 운용한다. 전자는 불교명상, 요가, 명상 등을 다루고
후자는 선불교와 자연주의, 경험주의를 다룬다. 그는 전반적으로 요가
와 불교의 복합적 수행법을 채택하고 있는 셈이다.

11 이하는 http://www.yogadork.com이라는 사이트와 http://www.
itsallyogababy.com이라는 사이트로부터 가져온 정보들을 내가 직접 정
리한 것이다.

12 YSBh, 2.31 참조: "이러한 종성, 장소, 시간, 관습으로 한정되지 않는 불
상해 따위(불상해를 비롯한 다섯 금계)는 어떠한 경우에도 준수되어야 한
다." 정승석, 2010, p.131 참조[이하, 정승석의 한글 번역을 그대로 옮김]

13 YS, 2.32: "청정, 만족, 고행, 자기학습(성전공부), 신에 대한 헌신이 권계
이다."

14 http://www.thinkbodyelectric.com/ 2010-09-09 포스팅. Carol Horton
은 정치학 박사이자 요가 평론가로서『21세기 요가: 문화와 정치 그리고
실천』의 저자로도 참여하고 있다. 정신성에 대해 다수가 불편해 한다는
내용도 이 포스팅에 포함되어 있다.

15 http://www.thinkbodyelectric.com/ 2011-05-26 포스팅 참조.

16 피터 버크, 2012, p.19.

17 네스토르 가르시아 칸클리니, 2011, p.37.

18 프레시안, 2012-06-01, [프레시안 books] 피터 버크의『문화 혼종성』,
기사 제목: '잡종'이 사라진 '잡종의 시대', 비평가 겸 작곡자인 최정우의
비평 중에서 인용한 것임.

19 뉴욕타임스에서 똥개(잡종개)를 '최고 품종의 개'로 꼽았다고 한다. 똥개
는 순종보다 유전병이 적고 잘 키울 경우에 순종보다 지능과 성격이 더
우월할 수 있다고 한다. 물론 순종과 잡종의 우열 문제는 결코 결론이 나
지 않는 문제이다.

20 예를 들어 18세기 이래 남인도의 문화와 종교가 보여주는 '단절 혹은 불
연속'(discontinuities)의 풍경이다. Frykenberg는 바로 그 시공간에서 무수
한 공동체들이 다양성과 분리를 특징으로 하는 문화와 종교를 향유했지
만, 그럼에도 '힌두' 문화와는 구분되는 '인도적인' 것을 공유했다고 갈

파한 바 있다. Sontheimer, 1997, p.100 참조.

21 http://yoga2point0.com/wordpress/?p=989. 포스팅 제목: the first 2.0 litany (from shamanic echoes). Yoga 2.0의 블로그 운영자는 두 사람이다. 한 사람은 소설가이자 시인인 Matthew Remski로서 아유르베다에 관한 치료사이고 교육가이다. 다른 한 사람은 Scott Petrie로서 요가의 역사, 철학, 심리학을 가르친다. 이 두 사람이 바로 토론토 요가 축제의 창립자들이다.

22 http://yoga2point0.com의 'about us'를 참조하시오: "The 1.0 OS of yoga has rolled out 6 versions: 1.1: the shamanic. 1.2: the vedic. 1.3: the ascetic. 1.4: the scholastic. 1.5 the tantric. 1.6 the modern."

23 Halbfass, 1990, p.163.

24 Matilal 은 "서구의 대다수에게서 '동양으로 고개를 돌린다는 것'은 사실 '내부로 고개를 돌린다는 것'과 매한가지"라고 말한다. 그는 내면의 실재를 찾는 것이야말로 동양 종교와 문화의 지배적 성향이라고 서구인들이 생각했다고 말한다. 이러한 지적은 사이드가 제안한 오리엔탈리즘의 전형적인 내용이다. Matilal, 2002, p.270 참조.

25 Matilal(2002), pp.309-310; Werner(1977), p.96.

26 http://en.wikipedia.org/wiki/Alternative_culture: "Alternative culture is a type of culture that exists outside or on the fringes of mainstream or popular culture, usually under the domain of one or more subcultures. These subcultures may have little or nothing in common besides their relative obscurity, but cultural studies uses this common basis of obscurity to classify them as alternative cultures, or, taken as a whole, the alternative culture. Compare with the more politically charged term, counterculture." '하위 문화'란 어떤 사회에서 일반적으로 볼 수 있는 행동양식과 가치관을 전체로서의 문화라고 할 때, 그 내부에 존재하면서도 독자적 특질을 갖는 부분적 문화를 가리킨다. 이것은 '문화 속의 문화'라고 불린다. 코디 최, 2010, p.110 참조. '대항 문화'란 1960년대 히피 운동처럼 중간계급청년 운동의 등장에 맞추어 지배 문화의 가치에 의문을 제기하는 저

항 문화의 형태이다. 앤드류 에드거, 2003, '대항 문화' 항목 참조.

27 http://www.yogadork.com에서 기사 제목을 검색할 것.

28 하인리히 짐머, 1992, pp.47-48 참조: "인도 철학은 외적인 실험에 의해 지탱되며 새롭게 태어나는 것이 아니라, 요가 훈련을 통한 내적 체험으로써 전승된 신념을 파괴하는 대신 해석한다. 또한 종교의 힘에 의해 설명되어지고 수정되어진다."

29 이 기사들은 http://www.yogadork.com에서 가져온 것이다. 기사의 원제는 차례대로 다음과 같다: Science says, Do Yoga To Help Your Brain Fight Depression and Anxiety/ Your Brain on Yoga: New Studies in Neuroscience Show Meditation Positively Changes Your Brain/ Meditation Can Be Better Than Pain Pills, Study Finds/ Relief! Science Finds Yoga to Greatly Improve Fibromyalgia Symptoms/ More Good News! Yoga Helps Stroke Survivors Find Balance.

30 예를 들어 하인리히 짐머, 1992, pp.44-45를 보시오: "동양의 그것은 인간과 세계를 조감하는 데 있어 글자 그대로 반종교적이며, 비신학적이며, 세속적이며, 비판적인 방법을 증가시키고 있는 자연 과학의 요소를 결여하고 있다는 것이다." "서양 철학은 올바른 사고방식을 지켜주는 천사장이 되었다. 서양 철학이 이러한 위치를 차지하게 된 것은 계속 발전해 나아가고 있는 과학적인 사유 방법과 충실한 접촉을 통해서였다."

31 아쉬스 난디, 1993, pp.132-133 참조.

32 Singleton, 2008, "The Reflexivity of the Authenticity of Haṭha Yoga". p, 108; 110 참조.

33 Halbfass, 1990, p.441.

34 Halbfass, 1990, p.442.

35 하인리히 짐머, 1995, p.274.

36 "How Yoga is turning into a protest movement"(2012.8.17). 출처는 "The Globe and Mail". http://www.theglobeandmail.com/life/spirituality-and-religion/how-yoga-is-turning-into-a-protest-movement/article4487108/

37   이상, 앞의 기사에서 발췌 요약함.

38   앞의 기사 참조.

39   http://www.thinkbodyelectric.com/ (2012-4-16 포스팅).

40   Be (Robert James) Scofield는 "전쟁을 위한 요가: 신성에 대한 정치학"
      (Yoga for War: The Politics of the Divine)이라는 에세이를 개인 블로그를 통
      해 2011년 8월 9일에 이미 출간했다. 출처는 http://www.tikkun.org/
      tikkundaily/2011/08/09/yoga-for-war-the-politics-of-the-divine/이
      다. Scofield는 샌프란시스코에서 정신성(영성)과 반인종주의, 사회적 정
      의를 결합하기 위해 일하는 행동가이다.

41   앞의 에세이.

42   이상, 이 단락의 내용도 Be Scofield의 에세이 참조.

43   Darśana-upaniṣad(YU), 1.14-15.

44   존 M. 콜러, 2003, p.635; 643 참조.

45   북미에서 이를 가장 잘 실천하는 사람들이 바로 '요가 행동가(Yoga
      Activist)'들이다. 그들의 상징은 하얀색으로 된 '명상자세와 깃발'인데, 순
      전히 자의적인 해석이지만, 이는 각각 '내부를 향한 각성과 외부를 향한
      각성'으로 이해될 수 있다. 그들에 관한 정보는 http://www.yogaactivist.
      org 참조.

46   예컨대 Suzanne Morrison의 *Yoga Bitch: One Woman's Quest to Conquer
      Skepticism, Cynicism, and Cigarettes on the Path to Enlightenment*, Neal
      Pollack의 *Stretch: The Unlikely Making of a Yoga Dude*, Claire Deder의
      *Poser: My Life in Twenty-Three Poses*를 들 수 있을 것이다.

47   http://www.itsallyogababy.com 참조.

ㄱ

간디, 마하트마 Gandhi, Mahātma 58

감성 109

겹 88

경쟁력 39, 47, 51

경제성 49

경향 trend 16

고전 요가 24, 42, 51, 59, 82

고통 75

고행주의 113

공간적인 거리감 168

007 본드 시리즈 156

과학 202

관능성 153

관조자 draṣṭṛ 61

국가 공인 요가 지도자 자격 제도 19

국선도 23

권계 niyama 56, 65, 192

글쓰기 220

금계 yama 56, 65, 192

기계론적 패러다임 79

기타난다 기리, 스와미 104

김병채 18

ㄴ

나디 89

뉴에이지 New Age 180

니체 139, 144

ㄷ

다르마 dharma 214

다섯 겹 87

닥터 노 Dr. No 156, 157

대서계 大誓戒, mahāvrata 58

대안 문화 187, 199

대안성 199, 205

대우주 88

대중 매체 147

대중 문화 201

대중화 202

대체 의학 15, 49

대항 문화 counter-culture 148, 201

대항해시대 141

데카르트, R. 79

도샤 90

독존 86

동방견문록 140

동시대 문화 215

동시대 요가 184

동식물과 천연 자원 보존 협약 121

ㄹ

라이히, 빌헬름 149

라자 요가 24

랑, 프릿츠 151

리쉬케쉬 148